在宅・施設 ケアスタッフのための

誤嚥の ケアと予防
チェックテスト
88

編集 **藤谷順子**
国立国際医療研究センター病院
リハビリテーション科医長

日本看護協会出版会

● 執筆者一覧

編　集
藤谷　順子　　国立国際医療研究センター病院リハビリテーション科医長

執　筆（執筆順）
新田　國夫　　医療法人社団つくし会理事長
藤谷　順子　　同　上
御子神由紀子　東京都保健医療公社大久保病院リハビリテーション科
古賀ゆかり　　公益社団法人東京都豊島区歯科医師会あぜりあ歯科診療所
木下　朋雄　　コンフォガーデンクリニック院長
安田　淑子　　地域食支援グループ ハッピーリーブス
五島　朋幸　　ふれあい歯科ごとう代表
藤本　雅史　　国立国際医療研究センター病院リハビリテーション科
田山　二朗　　国立国際医療研究センター病院耳鼻咽喉科長

はじめに

　地域で嚥下機能障害や誤嚥性肺炎のリスクを抱えた人々を支えているのは、かかりつけ医師だけではなく、ケアマネジャー、訪問看護師、ヘルパーなどです。この本は、訪問看護師、そして福祉職であるケアマネジャーやヘルパーが、嚥下障害のある利用者さんと接するときの助けとなるように企画しました。

　そのためにまず、在宅医療や歯科医療の訪問嚥下診療を担う先生方や、ケアマネジャーネットワーク新宿連絡会前代表板垣恭子さんから、「よく受ける質問」「普段迷ったり疑問に思ったりすること」を挙げていただき、それらを整理し、各執筆者に分担して回答してもらいました。揃った原稿は、新宿区の新宿区立区民健康センター訪問看護ステーションの山藤久子さん、樋口明子さんにチェックしていただき、わかりにくい点やもっと知りたい点などについてご意見いただきました。それを基にさらに監修者と回答者が内容を修正して、完成に至りました。

　すべてQ＆A形式で、冒頭にチェックテストを付けています。ぜひ、はじめにチェックテストを試してみて、それから本文を読んでいただければ幸いです。もちろん、興味をひいたところ、困っているところから読み始めていただいても結構です。

　なお、Q＆Aでありながら、○×に加え、回答に△を設けたことも本書の特徴です。嚥下障害やリハビリのことには、さまざまな要因が絡み合っているので、一概に○や×と言い切るのが難しいことがあります。また、臨床では、患者さんや家族からの質問は単なる質問ではありません。その後ろには、「希望」や「要望」あるいは「不安」が隠されているのです。例えば、「食べてもいいですか？」と聞かれて、「危険だから食べてはいけません」と答えるのは、狭い意味での医学的には正解かもしれませんが、それだけで相手が心落ち着くでしょうか？　私たちは、支援するのが仕事です。「今は食べてはいけないけれど、○○をして機能を向上させて、また検査をしましょう」のように答えてあげたほうがよい相手もいます。一方で、介護疲れの家族には、「△△はしなくてもいいんですよ」と言ってさしあげたほうがよい場合もあります。適切に答えるには、洞察力はもちろんですが、答えのバリエーション・引出しも必要です。本書で出てくる複数の回答者による言い回しの違いをむしろ楽しんで、「自分なら」「あの人になら」「こう返事をしよう」と、日常の仕事に生かしていただければ幸いです。

　最後になりましたが、本書の企画・制作に多大なご協力をいただいた方々に、心より御礼を申し上げます。

2014年3月

藤谷　順子

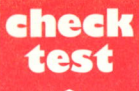

★下記の問題を読んで「正しい」なら◯、「誤りである」なら✖、「どちらでもない」なら▲と答えてください。
★解答はviii頁です。正解したら□に✔を入れてください。

Q	問題	解答
1	健康な人でも誤嚥は起こる	
2	誤嚥性肺炎の予防には肺炎球菌ワクチンが有効である	
3	片麻痺の人は誤嚥しやすい	
4	円背の人はむせ込みやすい	
5	認知機能が低下している人は嚥下機能も低下していることが多い	
6	むせがなくても誤嚥していることがある	
7	自分の唾液でも誤嚥し、むせることがある	
8	誤嚥は高齢者でなくても起こる	
9	歯がたくさんあると誤嚥しない	
10	高齢になるほど誤嚥性肺炎は増加する	
11	咳やむせがなければ誤嚥はないと判断してよい	
12	誤嚥してからすぐに誤嚥性肺炎が発症する	
13	高齢者は脱水を起こしやすい	
14	口から食べていない人でも誤嚥性肺炎になる	
15	口元からいつも唾液が垂れるのは唾液が多いからである	
16	気管切開をしていると経口摂取はできない	
17	誤嚥性肺炎は、嚥下障害の存在と胸部X線検査と末梢血白血球数の上昇により診断される	
18	胃瘻になったら再度経口摂取はできない	
19	誤嚥性肺炎の治療には抗生剤が有効である	
20	誤嚥を軽減できる薬がある	
21	訓練すれば誤嚥は防ぐことができる	
22	絶対に誤嚥させない手術がある	

23	視診、触診、聴診で嚥下機能をある程度評価できる	☐
24	摂食・嚥下機能を評価するには複数のテストを行ったほうがよい	☐
25	誤嚥をしているか簡単にわかる方法がある	☐
26	嚥下造影検査は入院患者しか受けられない	☐
27	在宅では嚥下内視鏡による評価はできない	☐
28	嚥下内視鏡は経口摂取の可否をみるために行う	☐
29	食形態を決定するには、食事場面の観察が必要である	☐
30	ソフト食とは舌でつぶせる硬さの食事である	☐
31	ペースト食を調理する時はとろみ剤を必ず加える	☐
32	ユニバーサルデザインフードは嚥下障害があっても安全である	☐
33	きざみ食は誤嚥をしやすい	☐
34	とろみ剤は加熱する必要はない	☐
35	水分にとろみをつける際はとろみの具合は濃いほうがよい	☐
36	とろみ剤を使う時は飲み物に少しずつ加える	☐
37	市販のゼリー飲料は嚥下障害者に適している	☐
38	ゼリー、プリン、ヨーグルトなどからでも水分補給できる	☐
39	誤嚥性肺炎の既往がある人は水分に必ずとろみをつける	☐
40	ゼラチンゼリーよりも寒天ゼリーのほうが飲み込みやすい	☐
41	七味唐辛子や胡椒は嚥下障害に効果がある	☐
42	飲み込みが悪い時はお茶で流し込むとよい	☐
43	誤嚥性肺炎で禁食になっている人でも薬は少量の水なら飲ませてよい	☐
44	飲み込みが悪い人には食事介助に1時間以上かかってもしかたがない	☐
45	飲み物はコップから直接飲むよりストローのほうが誤嚥しにくい	☐

46	咀嚼中に食べこぼしがあるのは口唇閉鎖が十分でないからである	☐
47	いつも軟らかい物を食べていると嚥下機能は向上しない	☐
48	前傾姿勢が一番飲み込みやすい	☐
49	食事介助は真横から行うのがよい	☐
50	食後は30分程度身体を起こしたほうがよい	☐
51	食事の前に顎のあたりをマッサージすると飲み込みがよくなる	☐
52	むせた時は背中を叩いたほうがよい	☐
53	口から食べていない人には歯磨きは必要ない	☐
54	口腔ケアの実施によって嚥下機能が改善する	☐
55	寝る前に口腔内を清潔にしないと誤嚥性肺炎になりやすい	☐
56	1日1回歯磨きとうがいをすれば口腔内の最低限の清潔は保てる	☐
57	歯がない人はうがいだけでよい	☐
58	食事の前にうがいをするとよい	☐
59	口腔ケアは1日1回でもよい	☐
60	義歯を入れれば嚥下障害は改善する	☐
61	義歯は食事をしない時には外してよい	☐
62	義歯を入れずに食事ができる人はそのまま義歯を入れなくてよい	☐
63	口腔内細菌の除去にはブラシより消毒薬のほうが有効である	☐
64	口腔ケアで使用するスポンジブラシは水をよく含ませたほうがよい	☐
65	口腔乾燥がある人には保湿剤が有効である	☐
66	寝たきりの人の口腔ケアは、そのままの姿勢で行ってよい	☐
67	ベッドアップ30度が嚥下には最適である	☐
68	唾液の分泌を促すには唾液腺のマッサージが有効である	☐

69	アイスマッサージには継続的効果はない	☐
70	口をあけてくれない時は鼻をつまむとよい	☐
71	飲み込む練習は唾液から始める	☐
72	スプーンが口唇に触れると口をすぼめるのは、食べるのを拒否しているからである	☐
73	協力して口を動かせない時はリハビリテーションできない	☐
74	気管切開していると嚥下訓練はできない	☐
75	歌をうたうのは嚥下障害に効果がある	☐
76	腹式呼吸は肺炎の予防に役立つ	☐
77	胃瘻の人が嚥下リハビリテーションを始めるには嚥下造影や嚥下内視鏡による検査が必須である	☐
78	理学療法士は嚥下リハビリテーションをできない	☐
79	「ベッド上座位」よりも「車いす」のほうが廃用予防になる	☐
80	進行性疾患ではリハビリテーションの効果はない	☐
81	3回以上誤嚥性肺炎で入院した場合には禁食にするべきである	☐
82	嚥下障害がありむせやすく、嚥下調整食が必要な人は咀嚼障害の身体障害者手帳を受けられる	☐
83	訪問で受けられるのは介護保険サービスだけである	☐
84	慢性期の患者は病院での外来リハビリテーションは受けられない	☐
85	栄養士の指導は訪問では受けられない	☐
86	医師は直接、歯科衛生士に指示を出せない	☐
87	嚥下障害があるとデイサービスは受けられない	☐
88	胃瘻でも入浴サービスを受けられる	☐

点

Answer

Q	解答	Q	解答	Q	解答	Q	解答
1	○	23	○	45	△	67	△
2	△	24	○	46	○	68	○
3	○	25	✕	47	△	69	○
4	○	26	✕	48	△	70	✕
5	○	27	✕	49	✕	71	✕
6	○	28	△	50	○	72	✕
7	○	29	○	51	△	73	✕
8	○	30	○	52	○	74	✕
9	✕	31	✕	53	✕	75	△
10	○	32	△	54	○	76	△
11	✕	33	○	55	△	77	✕
12	✕	34	○	56	△	78	✕
13	○	35	✕	57	✕	79	○
14	○	36	○	58	△	80	✕
15	✕	37	✕	59	✕	81	△
16	✕	38	○	60	△	82	✕
17	○	39	✕	61	✕	83	✕
18	✕	40	✕	62	✕	84	△
19	○	41	○	63	✕	85	✕
20	○	42	✕	64	✕	86	△
21	○	43	✕	65	○	87	△
22	○	44	✕	66	✕	88	○

はじめに ... iii
チェックテスト ... iv

Part 1 嚥下障害・肺炎の基礎知識

- Q1 健康な人でも誤嚥は起こる ... 3
- Q2 誤嚥性肺炎の予防には肺炎球菌ワクチンが有効である ... 5
- Q3 片麻痺の人は誤嚥しやすい ... 7
- Q4 円背の人はむせ込みやすい ... 9
- Q5 認知機能が低下している人は嚥下機能も低下していることが多い ... 11
- Q6 むせがなくても誤嚥していることがある ... 15
- Q7 自分の唾液でも誤嚥し、むせることがある ... 17
- Q8 誤嚥は高齢者でなくても起こる ... 19
- Q9 歯がたくさんあると誤嚥しない ... 21
- Q10 高齢になるほど誤嚥性肺炎は増加する ... 23
- Q11 咳やむせがなければ誤嚥はないと判断してよい ... 25
- Q12 誤嚥してからすぐに誤嚥性肺炎が発症する ... 27
- Q13 高齢者は脱水を起こしやすい ... 29
- Q14 口から食べていない人でも誤嚥性肺炎になる ... 31
- Q15 口元からいつも唾液が垂れるのは唾液が多いからである ... 33
- Q16 気管切開をしていると経口摂取はできない ... 35
- Q17 誤嚥性肺炎は、嚥下障害の存在と胸部X線検査と末梢血白血球数の上昇により診断される ... 37
- Q18 胃瘻になったら再度経口摂取はできない ... 39
- Q19 誤嚥性肺炎の治療には抗生剤が有効である ... 41
- Q20 誤嚥を軽減できる薬がある ... 43
- Q21 訓練すれば誤嚥は防ぐことができる ... 45
- Q22 絶対に誤嚥させない手術がある ... 47

Part 2 誤嚥のアセスメント—検査とスクリーニングテスト

- Q23 視診、触診、聴診で嚥下機能をある程度評価できる ... 51
- Q24 摂食・嚥下機能を評価するには複数のテストを行ったほう

contents ● 目次

  がよい ……… 53
- Q25 誤嚥をしているか簡単にわかる方法がある ……… 57
- Q26 嚥下造影検査は入院患者しか受けられない ……… 59
- Q27 在宅では嚥下内視鏡による評価はできない ……… 61
- Q28 嚥下内視鏡は経口摂取の可否をみるために行う ……… 63

Part ❸ 食形態と食事

- Q29 食形態を決定するには、食事場面の観察が必要である ……… 67
- Q30 ソフト食とは舌でつぶせる硬さの食事である ……… 71
- Q31 ペースト食を調理する時はとろみ剤を必ず加える ……… 73
- Q32 ユニバーサルデザインフードは嚥下障害があっても安全である ……… 75
- Q33 きざみ食は誤嚥をしやすい ……… 77
- Q34 とろみ剤は加熱する必要はない ……… 79
- Q35 水分にとろみをつける際はとろみの具合は濃いほうがよい ……… 81
- Q36 とろみ剤を使う時は飲み物に少しずつ加える ……… 83
- Q37 市販のゼリー飲料は嚥下障害者に適している ……… 85
- Q38 ゼリー、プリン、ヨーグルトなどからでも水分補給できる ……… 87
- Q39 誤嚥性肺炎の既往がある人は水分に必ずとろみをつける ……… 89
- Q40 ゼラチンゼリーよりも寒天ゼリーのほうが飲み込みやすい ……… 91
- Q41 七味唐辛子や胡椒は嚥下障害に効果がある ……… 93
- Q42 飲み込みが悪い時はお茶で流し込むとよい ……… 95
- Q43 誤嚥性肺炎で禁食になっている人でも薬は少量の水なら飲ませてよい ……… 97
- Q44 飲み込みが悪い人には食事介助に1時間以上かかってもしかたがない ……… 99
- Q45 飲み物はコップから直接飲むよりストローのほうが誤嚥しにくい ……… 101
- Q46 咀嚼中に食べこぼしがあるのは口唇閉鎖が十分でないからである ……… 103
- Q47 いつも軟らかい物を食べていると嚥下機能は向上しない ……… 105
- Q48 前傾姿勢が一番飲み込みやすい ……… 107
- Q49 食事介助は真横から行うのがよい ……… 109
- Q50 食後は30分程度身体を起こしたほうがよい ……… 111

Q51 食事の前に顎のあたりをマッサージすると飲み込みがよくなる ……… 113
Q52 むせた時は背中を叩いたほうがよい ……… 117

Part 4 口腔ケア・義歯

Q53 口から食べていない人には歯磨きは必要ない ……… 121
Q54 口腔ケアの実施によって嚥下機能が改善する ……… 123
Q55 寝る前に口腔内を清潔にしないと誤嚥性肺炎になりやすい ……… 125
Q56 1日1回歯磨きとうがいをすれば口腔内の最低限の清潔は保てる ……… 127
Q57 歯がない人はうがいだけでよい ……… 129
Q58 食事の前にうがいをするとよい ……… 131
Q59 口腔ケアは1日1回でもよい ……… 133
Q60 義歯を入れれば嚥下障害は改善する ……… 135
Q61 義歯は食事しない時には外してよい ……… 137
Q62 義歯を入れずに食事ができる人はそのまま義歯を入れなくてよい ……… 139
Q63 口腔内細菌の除去にはブラシより消毒薬のほうが有効である ……… 141
Q64 口腔ケアで使用するスポンジブラシは水をよく含ませたほうがよい ……… 143
Q65 口腔乾燥がある人には保湿剤が有効である ……… 145
Q66 寝たきりの人の口腔ケアは、そのままの姿勢で行ってよい ……… 147

Part 5 リハビリテーション

Q67 ベッドアップ30度が嚥下には最適である ……… 151
Q68 唾液の分泌を促すには唾液腺のマッサージが有効である ……… 153
Q69 アイスマッサージには継続的効果はない ……… 155
Q70 口をあけてくれない時は鼻をつまむとよい ……… 157
Q71 飲み込む練習は唾液から始める ……… 159
Q72 スプーンが口唇に触れると口をすぼめるのは、食べるのを拒否しているからである ……… 161
Q73 協力して口を動かせない時はリハビリテーションできない ……… 163

contents ● 目次

- Q74 気管切開していると嚥下訓練はできない ─── 165
- Q75 歌をうたうのは嚥下障害に効果がある ─── 169
- Q76 腹式呼吸は肺炎の予防に役立つ ─── 171
- Q77 胃瘻の人が嚥下リハビリテーションを始めるには嚥下造影や嚥下内視鏡による検査が必須である ─── 173
- Q78 理学療法士は嚥下リハビリテーションをできない ─── 175
- Q79 「ベッド上座位」よりも「車いす」のほうが廃用予防になる ─── 177
- Q80 進行性疾患ではリハビリテーションの効果はない ─── 179
- Q81 3回以上誤嚥性肺炎で入院した場合には禁食にするべきである ─── 181

Part 6 在宅サービスの利用

- Q82 嚥下障害がありむせやすく、嚥下調整食が必要な人は咀嚼障害の身体障害者手帳を受けられる ─── 185
- Q83 訪問で受けられるのは介護保険サービスだけである ─── 187
- Q84 慢性期の患者は病院での外来リハビリテーションは受けられない ─── 189
- Q85 栄養士の指導は訪問では受けられない ─── 191
- Q86 医師は直接、歯科衛生士に指示を出せない ─── 193
- Q87 嚥下障害があるとデイサービスは受けられない ─── 195
- Q88 胃瘻でも入浴サービスを受けられる ─── 197

索 引 ─── 199

Part 1
嚥下障害・肺炎の基礎知識

Q 1-22

誤嚥のアセスメント

食形態と食事

口腔ケア・義歯

リハビリテーション

在宅サービスの利用

Q1

健康な人でも誤嚥は起こる

- ● 正しい
- ▲ どちらでもない
- ✖ 誤りである

　健康な人は、食べ物を飲み込む時には反射的に気管の入り口の蓋を閉じるしくみがあり、本来は空気だけが気管に送られ、飲み込んだ物は食道に送られます。誤嚥とは、口の中の唾液や痰、食べ物などが誤って気管や肺に入る状態のことで、健康な人でも多少の誤嚥は起こしています。ただ、気管に入ったとしても、咳込んでその異物を気管の外に出しています。

⇨ **高齢になると反射が鈍り、誤嚥しやすくなる**

　しかし、高齢になると反射が鈍り、異物が誤って気管から肺に入りやすくなります。その際、口の中に存在する雑菌や胃液が食べ物や唾液と一緒に肺に入り込んでしまい、その結果として引き起こされるのが誤嚥性肺炎です。

● 参考文献
・新田國夫編著："口から食べる"を支える：在宅でみる摂食・嚥下障害．口腔ケア．南山堂，2010．

（新田國夫）

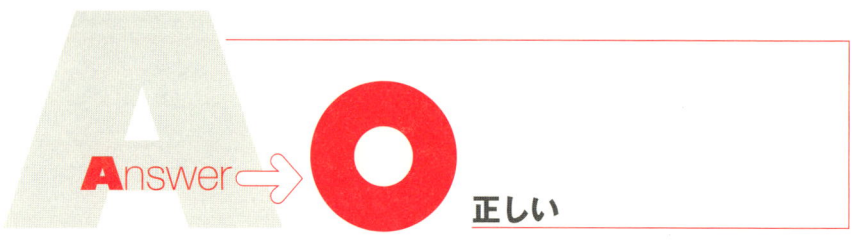

健康な人でも誤嚥は起こる

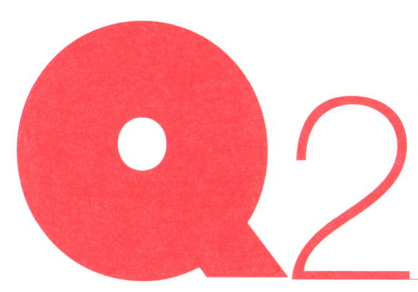

誤嚥性肺炎の予防には肺炎球菌ワクチンが有効である

- ● 正しい
- ▲ どちらでもない
- ✕ 誤りである

⇨ 肺炎球菌ワクチンは直接誤嚥性肺炎を予防するものではない

　肺炎球菌ワクチンを打ったからといって、誤嚥性肺炎にかからないわけではありません。ですから、この問題の答えは厳密にいえば「×」です。しかし、肺炎球菌ワクチンがすすめられるような高齢者は、同時に、誤嚥性肺炎のリスクの高い虚弱者でもあります。そのような高齢者が肺炎球菌による肺炎にかかると、寝込んだり、体力がさらに低下して誤嚥性肺炎を起こしたりすることがしばしばあります。したがって、肺炎球菌のワクチンを接種しておくことは、広い意味では、誤嚥性肺炎が心配されるような高齢者には役に立つといえるでしょう（表1）。インフルエンザの予防接種も同様です。

⇨ 肺炎球菌ワクチン予防接種にあたっての注意

　なお、高齢者肺炎球菌ワクチンの予防接種は、予防接種法に基づかない任意の予防接種です。予防効果には個人差がありますが、健康成人であれば通常5年程

[表1] 成人用肺炎球菌ワクチン接種がすすめられる対象

・65歳以上
・養護老人施設、長期療養施設入居者
・呼吸器疾患（COPDなど）、糖尿病、慢性心不全、肝炎や肝硬変等、慢性肝疾患などをもつ者
・その他：病気や免疫療法のため感染症にかかりやすい状態にある人、脾臓摘出などで脾機能不全のある人

（日本呼吸器学会：成人市中肺炎診療ガイドライン2007年，医療・介護関連肺炎診療ガイドライン2011年より作成）

度は有効と考えられています。短い期間で再接種すると、強い副反応が出るといわれているため、前回接種との間隔は5年が適当と考えられています。接種した年月日を健康手帳などにメモしたり、かかりつけ医に報告するなどしてカルテに記載しておいてもらいましょう。

（藤谷順子）

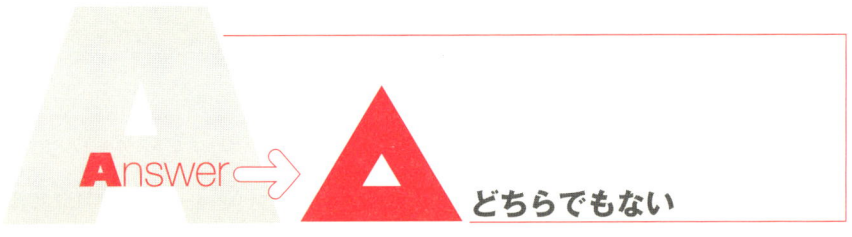

Answer → △ どちらでもない

直接的に誤嚥性肺炎を予防するものではないが、広い意味では予防に役立つ

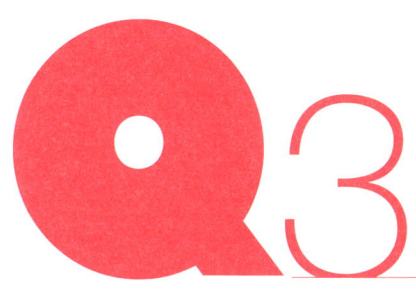

片麻痺の人は誤嚥しやすい

- ◯ 正しい
- ▲ どちらでもない
- ✗ 誤りである

⇨ 片麻痺があると嚥下障害を合併しやすい

　脳梗塞、脳出血などの脳卒中により片麻痺があると嚥下障害を合併しやすくなります。特に、呂律が回らないといった構音障害、言葉が出にくい、理解しにくい失語症を合併していれば、嚥下障害がある確率はかなり高いと思われます。

⇨ 言葉の症状がなくても誤嚥しやすいことがある

　言葉の症状がなくても、麻痺があると、のどでは動きが悪いため、「ごっくん」のタイミングがずれ、誤嚥しやすくなります。高齢者では、脳卒中を発症する前から実は嚥下能力が低下しているケースがあるので、注意が必要です。むせたりしないで誤嚥することもあるので、脳卒中の既往があって、「咳が出る」「痰が出る」「時々熱が出る」といった症状があれば、嚥下障害を疑う必要があります。

⇨ 構音障害がある時

　構音障害を評価するには、「ぱ」「た」「か」と声に出してもらいます。「ぱ」は口唇が閉じること、「た」は舌の前方が口蓋と接すること、「か」は舌の後方が口蓋と接することによってできる音です。上手く発音できない音があれば、構音障害と判定します。口唇が閉じないと口から食物が漏れやすく、口唇、舌の動きが不良

だと、食物を咀嚼したり、飲み込みがしやすい塊にしたり、口からのどへ送り込むことが難しくなります。上手くのどに送れないと、嚥下自体もしにくくなります。

⇨ 失語症の時

急性期に失語症があると、意識障害と間違えられやすく、医師からの食事開始の判断が遅れることがあります。また、その後も、言葉が出にくい、理解しにくいため、「食べたいもの」「食器が使いにくい」など本人の要望や意思が伝わりにくい状況となります。ジェスチャーを交えながらゆっくりと本人の話を傾聴していく態度が大切です。

(御子神由紀子)

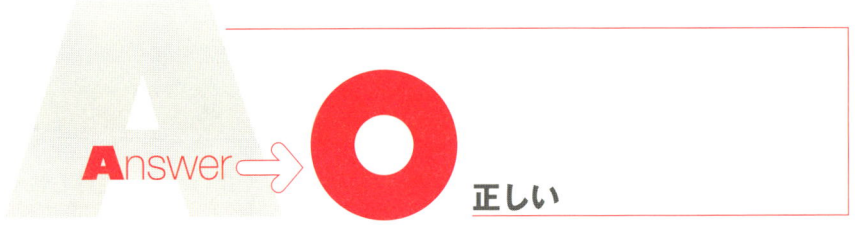

Answer → ○ 正しい

片麻痺があり、咳、痰、熱などの症状が時々出るなら、嚥下障害を疑ってみる

Q4

円背の人はむせ込みやすい

- ● 正しい
- ▲ どちらでもない
- ✕ 誤りである

⇨ 円背は嚥下には不利な姿勢

　円背というのは嚥下には不利な姿勢です。座っていても背中の上の方がぐっと丸まっていると、頭は上ではなく、前にあることになります。そして顔は下を向くことになります。

　もちろんそれでは咀嚼中に口から物が落ちるし、送り込みがたいへんなので、普通の人は顔を持ち上げて食事しています。しかし、その姿勢は、飲み込む部分だけみると、顎と胸の間が離れ、見方を変えれば顎を挙げて飲んでいるようなもので(図1)、「ごっくん」と飲み込む際にはより大きな力が必要です。食べ物は重力では気道に落ちやすいのを、絶妙に食道に送っています。気道に入ればむせにつながります。

　円背というのは長い年月で次第に進行していきますので、飲み込みの代償機能も、次第に培われて自然に身についています。しかし、この代償機能が、なにかで体力が落ちてできなくなった時、あるいは急に円背が進んだ時にはとても誤嚥しやすい状態ができてしまいます。

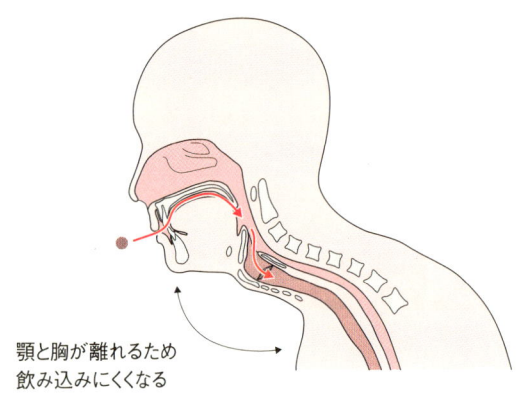

顎と胸が離れるため
飲み込みにくくなる

⇒ 円背でむせ込みやすい時どうするか？

　円背でむせ込みやすい時（誤嚥している時）、車いすの奥に座りすぎると、かえって円背が強調され、頭が前に垂れてしまいます。少しお尻を前に出したり座面の背もたれを傾けて、空間に対する顎の角度が水平よりは垂直に近づくようにしてみましょう。その方が飲み込みやすくなりますし、頭を上げやすいため、頭を上げているうちに首の筋力がついてきます。また、斜めに寄りかかって座るようにすると、かえって頭は少し起きたような姿勢になることができます。

　このように、座る姿勢だけでも飲み込みやすさが変わることがありますので、よく観察して試してみましょう。

（藤谷順子）

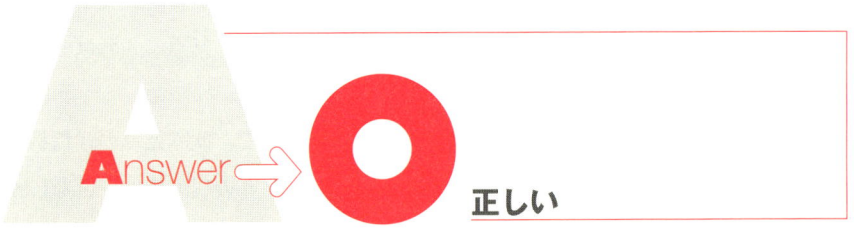

Answer→ ○ 正しい

円背により嚥下には不利な姿勢となる

Part 1　嚥下障害・肺炎の基礎知識

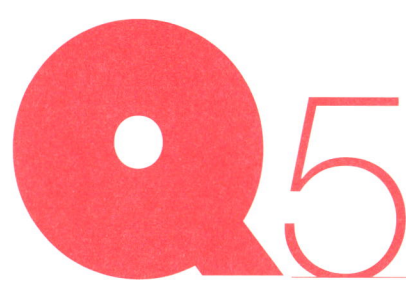

認知機能が低下している人は嚥下機能も低下していることが多い

- ● 正しい
- ▲ どちらでもない
- ✕ 誤りである

⇒ 認知症のタイプにより嚥下障害の特徴も異なる

　認知症のタイプにより、嚥下障害の特徴も異なってきます。認知症の原因疾患は多数ありますが、ここでは3大認知症といわれる、①アルツハイマー型認知症、②レビー小体型認知症、③脳血管性認知症の嚥下障害について説明していきます。

❶アルツハイマー型認知症

　先行期（食事を口に運ぶまで）、捕食期（口に食物が入ってから舌と歯を使い咀嚼をする時）の嚥下障害が出てきます。具体的には、食事を食べたことを忘れてしまう「記憶障害」、食べ物を見ても食物として認知できず、口に運ぶ動作がなかったり、口に入れても咀嚼しないでため込んだりする「失認」、スプーンを見てもそれをどのように使えばよいかがわからない「失行」の症状があります。

　失認に対しては食物の匂いをかがせて嗅覚を刺激したり、口の中に食物を入れ

て味覚を刺激してみます。この時、はっきりと甘いもの、あるいは辛いものなど、味の強いものを使用するとよいでしょう。食形態は、安全面を考えて「咀嚼をしないで丸飲み」できる形態にするか、あるいは、何を食べているか記憶を刺激するために、あえて咀嚼しないと食べられない形態にするか、諸説あります。硬いものは窒息の危険性もあるので、よく検討しましょう。食器は本人の好きなものを使うのも1つの方法です。失行に対しては食器から食物をすくう時に手を添えてみましょう。場合によっては道具を使わず手で持って食べられる食物を提供してみたりすることもあります。

❷脳血管性認知症

咽頭期の障害が多いため、誤嚥性肺炎を発症しやすい傾向があります。その他、麻痺により手でスプーンや箸が上手に使えなかったり、半側空間無視（図1）により、お盆の半分が見えないことがあります。

具体的な対処の方法として、スプーンの柄を太くしたり、すくいやすい器にしたり、あるいはサンドイッチなど手で持って食べられる形にするなど工夫しましょう。

❸レビー小体型認知症

嚥下障害に関する症状としては、幻視、視空間認知障害、注意力障害、精神症

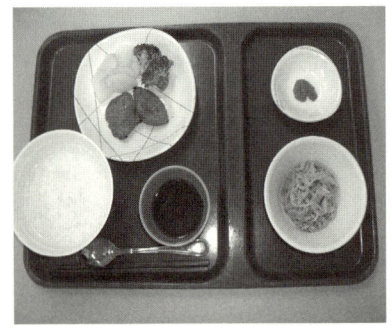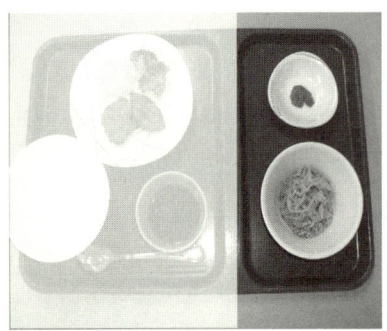

正常な人が見ると左の写真のようになるが、半側空間無視の人には右の写真のように見える。
半側空間無視は左麻痺の人に多く出現し、左側の食べ残しが多くなる。

［図1］半側空間無視

状（気分や態度の変動が大きく、一見全く穏やかな状態から急に無気力状態、興奮、錯乱したりします）などの先行期のものが主として挙げられます。時にはパーキンソン症状により、口腔期（口の中の咀嚼や舌の問題）、咽頭期の問題が出ることもあります。具体的には、幻視により「食事の中に小さな虫が入っている」と訴え食事を食べなくなるなどです。実際に「虫」は存在しなくても、本人にとっては現実の世界です。したがって、「まぼろしです」「そんなことはありません」などと否定するよりも、本人の言葉を受け入れていきます。レビー小体型認知症の幻視は本人に対して「何か悪さ」をしてくるといったことはあまりありません。否定をすると、ますます本人は興奮や不安が高まり、幻視が悪化したり、うつ病を発症したりします。まずは、安心をさせて信頼関係をつくり、食事の方法を検討していきましょう。視空間認知障害では、食物を口に運ぼうとしても、空間認知力の低下により上手く口に運べなくなってしまいます。精神症状では、食事の時によって上手に食べることもあれば全く食べなくなってしまうこともあります。精神症状に対しては、食事ができる時には過剰な介助にならないよう注意が必要です。

⇨ 尊厳を守るケアの質

　認知症の症状は、薬剤だけではなく、ケアの質によっても左右されるといわれています。非難したり、侮辱したり、急がせたりせず、本人の尊厳を保持できるよう楽しく行っていくことが大切です。

（御子神由紀子）

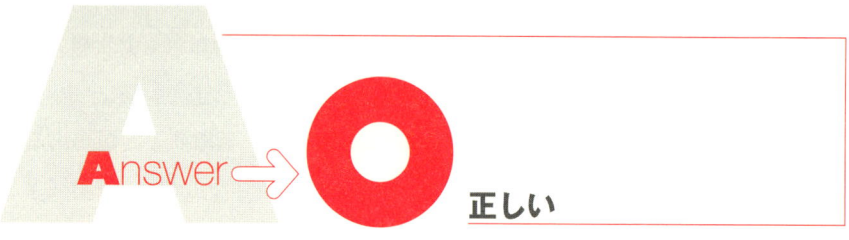

認知機能が低下している人は嚥下障害も低下していることが多いので、食べやすい食事の工夫などが必要

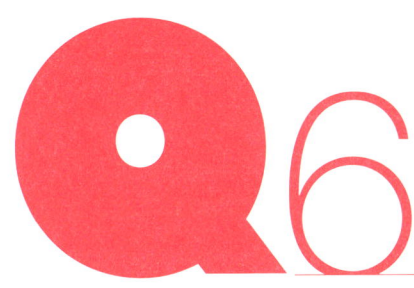

むせがなくても誤嚥していることがある

- ◯ 正しい
- ▲ どちらでもない
- ✕ 誤りである

⇒ むせがない誤嚥がある

　食事中に食物が食道にいかずに気道に入ったり、あるいは入りかけるとむせます。健常者であれば、その後激しい咳が出て、痰と一緒に食物が出てきます。むせることで、誤嚥を防いでいるのです。しかし、のどの感覚が低下している咽頭期の嚥下障害のある人では、嚥下反射は遅延し、感覚の低下により、むせずに気道や肺に入ることがあります。このようなむせがない誤嚥を「不顕性誤嚥（silent aspiration）」といいます。

⇒ むせがないからといって、どんどん食事を進めていくのは危険

　不顕性誤嚥のある人に、むせがないからといって、どんどん食事を進めていくのは危険です。むせはないけれど、実際は口に運ばれた食物をどんどん誤嚥している可能性があります。

　誤嚥している時は、食事中や食事後の声がガラガラになったり、かすれたりします。その他の症状としては、痰が多くなったり、のどがゴロゴロしたり、呼吸

状態が荒くなったりなどの変化をきたすことがあります。また、頻回に誤嚥している時は意識レベルが悪化することもあります。このような症状が出るため、食事に対して「疲れやすいもの」といったイメージが生じることもあります。そのため、食事が楽しくなくなり、疲れやすいことから、食事摂取量も徐々に減り、体重が落ち、やせてきます。誤嚥を繰り返していると発熱し、誤嚥性肺炎を発症することがあります。

（御子神由紀子）

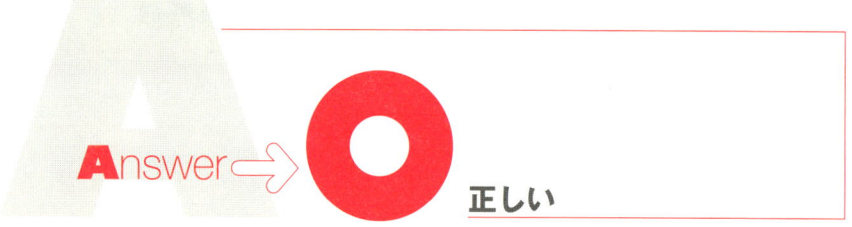

Answer → ◯ 正しい

むせがなくても誤嚥している可能性があるため、食事中、食事後の声、痰、呼吸、意識レベルなどの状態を観察していく必要がある

Q7

自分の唾液でも誤嚥し、むせることがある

- ⬤ 正しい
- ▲ どちらでもない
- ✖ 誤りである

⇨ 自分の唾液も誤嚥することはある

　むせは嚥下障害を評価する重要な要素です。一般的にはお茶や味噌汁などサラサラしたものは誤嚥しやすく、むせやすくなります。唾液は水より比重が軽いことから、むせやすいといわれています。嚥下障害が中程度以上になると、口腔内の唾液を正しく飲むことができず、自分の唾液による誤嚥・むせが頻発します。口腔ケアの際の刺激によって分泌された唾液でむせることもあります[1]。

　むせは誤嚥の重要なサインですが、むせがなくても誤嚥していることもあり、注意が必要です(「Q6 むせがなくても誤嚥していることがある；p.15」を参照)。

●引用文献
1) 新田國夫編著："口から食べる"を支える：在宅でみる摂食・嚥下障害, 口腔ケア. p.28, 南山堂, 2010.

（新田國夫）

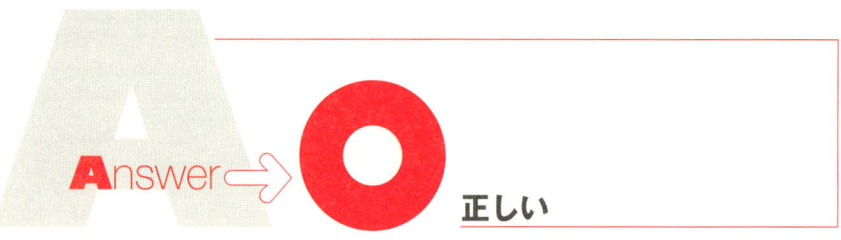

嚥下障害が中程度以上になると、口腔内の唾液を処理することができず、自分の唾液でもむせる

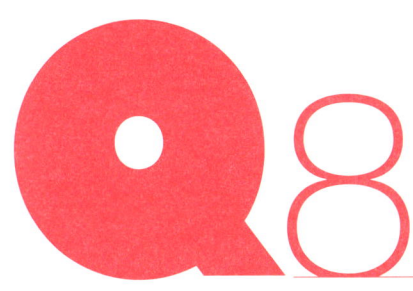

誤嚥は高齢者でなくても起こる

- ○ 正しい
- ▲ どちらでもない
- ✗ 誤りである

⇒ 加齢は嚥下障害のリスク要因の1つ

　高齢者における嚥下障害の頻度は高く、加齢は嚥下障害のリスク要因の1つでもあります。加齢による神経疾患や基礎疾患の増加に伴う合併症の結果としても嚥下障害を生じることは多く認められます。しかし、それはあくまでリスク要因の1つです。嚥下障害の原因はさまざまであり、高齢でなくても、器質的な障害、神経学的疾患、あるいは精神的疾患によっても引き起こされることがあります。したがって年齢に関係なく、嚥下障害があれば誤嚥は起こる可能性があります[1]。

● 引用文献
1) Michael EG, 藤島一郎監訳:嚥下障害:その病態とリハビリテーション 原著第3版. p.3, 医歯薬出版, 1998.

（古賀ゆかり）

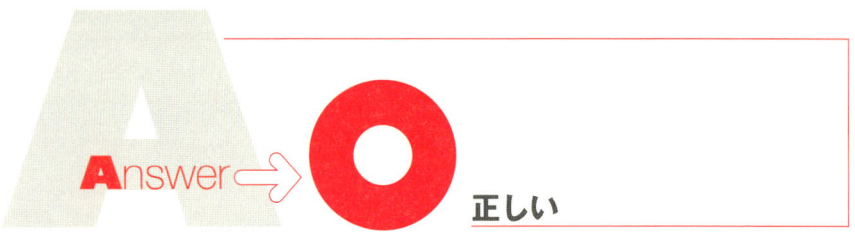

高齢者でなくても嚥下障害があれば誤嚥は起こる可能性がある

Q9

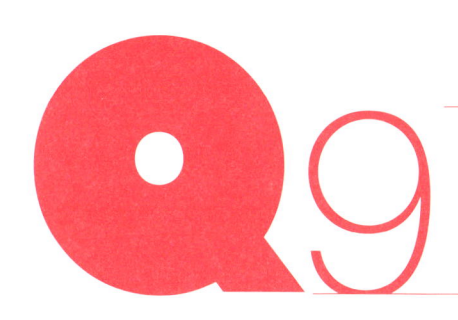

歯がたくさんあると誤嚥しない

- ◯ 正しい
- ▲ どちらでもない
- ✕ 誤りである

⇒ 歯がたくさんあっても上下の顎が動かなかったり、舌運動が上手くいかなければ口腔期不良になる

　歯の存在は、咀嚼という動作にはなくてはならないものです。食物を砕いたり、押しつぶすには上下の歯が噛み合っていることがまず第1条件です。さらに歯が上下噛み合っているだけでも食塊形成はできません。第2の条件として、上下の顎と舌の協調運動があります[1]。これにより食物が砕かれたり、押しつぶされたり、一塊にまとめられます。つまり、この協調運動が非常に重要であり、歯がたくさんあっても上下の顎が動かなかったり、舌運動が上手くいかなければ食塊形成はできず、口腔期不良になってしまいます。

　そのような場合、口腔から咽頭に食物が送り込まれる際にバラバラと食片がのどに落ちたり、嚥下反射のタイミングにずれが生じてしまい、誤嚥の原因となることがあります。そのため、歯が多く残存していたり、適合のよい入れ歯（義歯）をしていても、その他の嚥下に必要な要素に障害が生じている場合には誤嚥する

ことは多くあります。
　単純に歯があるという理由だけで食形態を決定してしまうと、誤嚥だけでなく窒息の原因になってしまうことがあるので、本当に噛めているのかよく観察してください。

●引用文献
1) Hiiemae KM, et al.：Food transport and bolus formation during complete feeding sequences on foods of different initial consistency. Dysphagia, 14 (1)：31-42, 1999.

（古賀ゆかり）

誤りである

歯が多く残存していたり、適合のよい入れ歯（義歯）をしていても、その他の嚥下に必要な要素に障害が生じている場合には誤嚥することがある

Q10

高齢になるほど誤嚥性肺炎は増加する

- ○ 正しい
- ▲ どちらでもない
- ✗ 誤りである

→ 高齢者の肺炎のほとんどは誤嚥性肺炎

　肺炎は日本人の死亡原因の上位にきます。そして、肺炎で死亡する患者の90％以上は65歳以上の高齢者となっています。さらに高齢者の肺炎のほとんどは誤嚥性肺炎です。誤嚥性肺炎の発症率は年齢とともに増加し、致死率も高くなります。要介護度が高くなると誤嚥性肺炎の危険性も高まります。

　高齢になると誤嚥性肺炎が増えるのは、反射が鈍り、異物が誤って気管から肺に入りやすくなるからです。その際、口の中に存在する雑菌や胃液が、食べ物や唾液と一緒に肺に入り込んでしまい、その結果として誤嚥性肺炎が起こります。また、高齢者の場合、脳梗塞、アルツハイマー病など、全身の病気が関与することも多くあります。

（新田國夫）

Answer → ◯ 正しい

誤嚥性肺炎の発症率は年齢とともに増加し致死率も高くなる

Q11

咳やむせがなければ誤嚥はないと判断してよい

- ○ 正しい
- ▲ どちらでもない
- ✕ 誤りである

⇒ 咳やむせがない誤嚥は外見からは判断しにくい

　誤嚥をした時に咳やむせによる反応が出るものを「顕性誤嚥」といいます。一方、咳反射がない場合を「不顕性誤嚥」といいます。英語では silent aspiration といいますが、文字通りこの不顕性誤嚥は、実際は誤嚥をしていても咳やむせなどの反応がありません。

　つまり、咳やむせがないからといって外見からは誤嚥しているとは断言できないのです。そのため、嚥下造影（videofluoroscopy：VF）、嚥下内視鏡（videoendoscopy：VE）で、のどの中を評価することは大きな意味があります[1,2]。

　普段の食事中は特に問題がないように見えるのに、原因不明の熱発、CRP（C反応性タンパク質）の上昇、痰が多い、体重減少などの症状がある場合は、不顕性誤嚥が原因のこともありますので嚥下機能の精査を検討する必要もあります。

●引用文献
1) Wakasugi Y, et al.：Screening test for silent aspiration at the bedside. Dysphagia, 23(4)：364-370, 2008.
2) Wakasugi Y, et al.：Usefulness of a handheld nebulizer in cough test to screen for silent aspiration. Odontology, 2012.

（古賀ゆかり）

Answer → ✕　誤りである

不顕性誤嚥は、外見からは誤嚥しているか判断しにくいため、咳やむせがないからといって誤嚥はないとは断定できない

Q12

誤嚥してからすぐに誤嚥性肺炎が発症する

- ◯ 正しい
- ▲ どちらでもない
- ✗ 誤りである

⇒ **寝ている間に発症することも多く、命にかかわることもある**

　誤嚥性肺炎は誤嚥してからすぐに発症するものではありません。食事の誤嚥よりも細菌を含む唾液などの分泌物が夜間知らず知らずのうちに気道に入り込むことが原因になることが多いと思われます[1]。

　食物による誤嚥性肺炎は、おおよそ誤嚥してから24時間以内に発症します。寝ている間に発症することも多く、命にかかわることもあります。

　誤嚥性肺炎では、一般的な細菌性肺炎にみられるような発熱や咳があまりみられません。誤嚥から肺炎までの間は、だるい、微熱がある状態で、胸部X線撮影しても明確でないことが多いのです[2]。

●引用文献
1) 藤谷順子, 他編：誤嚥性肺炎：抗菌薬だけに頼らない肺炎治療. p.4, 医歯薬出版, 2011.
2) 新田國夫編著："口から食べる"を支える：在宅でみる摂食・嚥下障害, 口腔ケア. p.10, 南山堂, 2010.

（新田國夫）

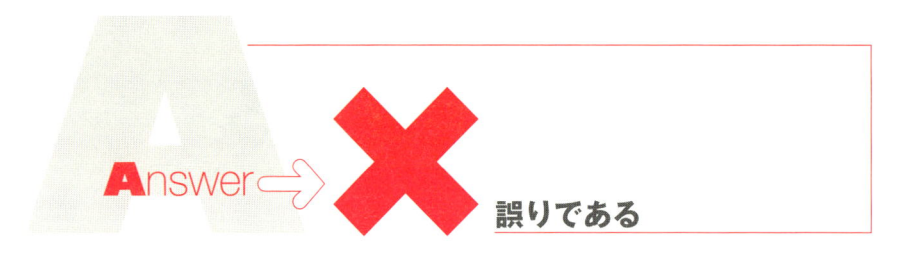

Answer → ✗ 誤りである

おおよそは誤嚥してから24時間以内に発症する

Q13

高齢者は脱水を起こしやすい

- ○ 正しい
- ▲ どちらでもない
- ✕ 誤りである

　高齢者は、水分の補給と排泄の収支バランスが崩れやすく、脱水になりやすくなります。脱水が起こると、せん妄状態を併発したり、うとうとして、一気に嚥下機能が低下し、ますます経口摂取が減り、脱水が加速されます[1]。また、脱水によって血流障害が起こり、脳梗塞などを発症することもありますので、注意が必要です。

⇒ 1日に必要な水分は約1,500mL

　脱水を予防するためには、1日に飲水として（食事に含まれる水分以外で）、約1,500mL以上の水分摂取が必要です。人間の身体は、尿・汗・呼吸などで、1日に2,000～2,500mLの水分を排出し、失った水分を、飲水・食事・体内生産によって補っています。食事や体内生産によって、約800～1,000mLほど取り込むことができますが、残りの水分は飲料水として補給する必要があります。表1に脱水の簡単なチェック方法を載せましたので、参考にしてください。

　もし脱水症状が現れたら、早期発見の場合は、スポーツ飲料や経口補水液などで水分補給を行います[2]。その際、誤嚥のおそれがあるようであれば、注意して観察することが必要です。

[表1] 脱水の簡単なチェック方法

①わきの下が乾いている
②口の中や唇が乾燥している
③腕の皮膚を持ち上げて放したときシワができたままになっている
上記のような時は、脱水を起こしている可能性があります。

(高瀬義昌監修：防ごう!!守ろう!!高齢者の脱水．健康と良い友だち社，2010より)

● 引用文献
1) 新田國夫編著："口から食べる"を支える：在宅でみる摂食・嚥下障害，口腔ケア．p.87，南山堂，2010．
2) 前掲書1)，p.88．

(新田國夫)

Answer → ◯ 正しい

高齢者は脱水を起こしやすい

Q14

口から食べていない人でも誤嚥性肺炎になる

- 〇 正しい
- △ どちらでもない
- ✕ 誤りである

⇒ 唾液による誤嚥でも誤嚥性肺炎を起こす

　重篤な嚥下障害があると、自分の唾液すら嚥下することができなくなります。唾液には多くの肺炎の起炎菌が存在し、唾液誤嚥によって、誤嚥性肺炎になる可能性が高くなります。口腔ケアが誤嚥性肺炎の予防につながるのは、それらの原因菌数を減少させることが大きな理由です[1,2]。

⇒ 胃食道逆流による誤嚥性肺炎もある

　口から食べていなくても、胃瘻や経鼻での経管栄養剤が逆流し、肺に侵入してしまうことにより肺炎を引き起こしてしまうこともあります。この場合の誤嚥物質は、酸や消化液、細菌の繁殖に必要な栄養素を多く含んでおり、重篤な肺炎を併発してしまうことがあります。そのため、経管栄養後はすぐに水平位にせず一定時間姿勢を保持することで逆流を防いだり、最近は半固形状の栄養剤の使用が効果があるという報告もあります[3]。同様に口腔ケアを実施する時間を考慮することも必要です。胃瘻からの注入中や直後は口腔内に栄養剤が逆流しやすくなる

ため、避けたほうがよいでしょう。

●引用文献
1) Yoneyama T, et al.: Oral care reduces pneumonia in older patients in nursing homes. J Am Geriatr Soc, 50 (3): 430-433, 2002.
2) Ishikawa A, et al.: Professional oral health care reduces the number of oropharyngeal bacteria. J Dent Res, 87 (6): 594-598, 2008.
3) 東口髙志編：NST完全ガイド：経腸栄養・静脈使用の基礎と実践 改訂版. p.172-179, 照林社, 2010.

（古賀ゆかり）

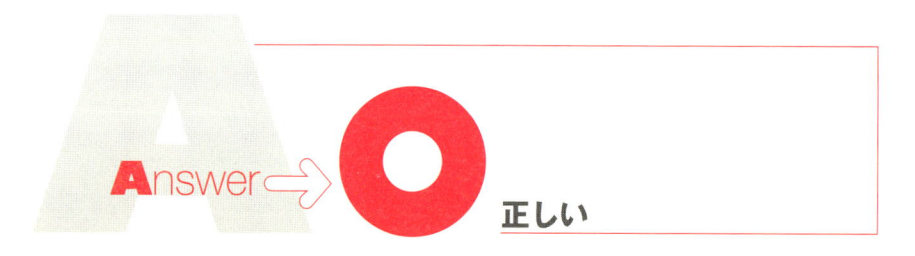

Answer → ◯ 正しい

唾液誤嚥および胃瘻や経鼻からの経管栄養剤が逆流し肺に侵入して誤嚥性肺炎を引き起こしてしまうこともある

Q15

口元からいつも唾液が垂れるのは唾液が多いからである

- ● 正しい
- ▲ どちらでもない
- ✖ 誤りである

⇒ **重度の嚥下障害があると、正常な唾液嚥下ができなくなる**

　成人の唾液は1日に約1,000～1,500mL程度分泌されているといわれています[1]。ヒトはそれを無意識に嚥下しています。重度の嚥下障害があると、正常な唾液嚥下ができなくなり、口腔内から分泌された唾液が口元から溢れ出しよだれとなって出てしまうことがあります。

　また、脳血管疾患の後遺症により口腔内あるいは口腔周囲の感覚が低下すると、唾液の貯留に気づきません。さらに口唇閉鎖不全があると、貯留した唾液が不完全な閉口部分の唇から垂れてしまうのです。

　ですから、唾液が多すぎるという理由だけでよだれが出ているわけではなく、他の原因によって唾液が多く見えてしまうと考えられます。

　加齢によって唾液分泌は減少するという報告もあれば、変化しないという報告

もあります。高齢者の場合はさまざまな疾患に対する薬の副作用として唾液分泌が減少し、口腔乾燥を訴える場合もあります[2]。

● 引用文献
1) 高齢者の口腔機能管理：高齢者の心身の特性を踏まえた在宅歯科医療を進めるには．p.132-134，日本歯科総合研究機構，2008．
2) Sreebny LM, et al.：Xerostomia. A neglected symptom. Arch Intern Med, 147 (7)：1333-7, 1987.

（古賀ゆかり）

Answer → ✗ 誤りである

唾液が多いわけではなく、唾液の嚥下がうまくできなかったり、口唇閉鎖不全の場合もある

Q16

気管切開をしていると経口摂取はできない

- ○ 正しい
- ▲ どちらでもない
- ✕ 誤りである

　気管切開をしている人は、嚥下機能が悪化して誤嚥しているので経口摂取はできないと思われがちです。しかし、その人の状態によっては経口摂取ができるようになることもあります。

→ 気管切開は気道確保のために行われる

　気管切開は、①上気道の閉塞：咽頭・喉頭の腫瘍、炎症性浮腫、外傷、異物による上気道閉塞、両側声帯麻痺など、②人工呼吸補助を必要としている病態：慢性閉塞性肺疾患、薬物中毒、胸壁動揺（フレイルチェスト）、呼吸筋の麻痺（頸髄損傷）など、③慢性呼吸不全、④気道分泌物による換気障害（術後や意識レベル低下による気道分泌物の喀出困難、胃液の誤嚥）の時に行われます。

　気管切開の利点としては、①口や鼻からチューブが入る挿管と比べて苦痛が少ない、②気管内吸引が容易、③呼吸が楽になる（気道が短縮されるため抵抗が少なくなる）、④口腔内が解放される、⑤カニューレによっては声が出せたりする場合がある等が挙げられます。

⇒ 気管切開と経口摂取

　カニューレには色々な種類やサイズがあり、気管切開となる患者の状態によって選択します。カフの有無、二重管か単管か、吸引孔の有無、スピーチバルブ装着の可否などが選択肢となります。

　嚥下障害がある人が気管切開をすることで、誤嚥物をカフでブロックすることが可能となり、肺への唾液などの垂れ込みが少なくなるメリットがあります。嚥下機能次第では、経口摂食が可能となることもあります。しかし、気管切開をすることで摂食嚥下が容易になるわけではなく、喉頭挙上の制限、声門下圧の低下、カフによる食道の圧迫によって嚥下能力が低下する可能性もあります。

（木下朋雄）

Answer→ ✗ 誤りである

口腔内が解放されることで、経口摂取が可能となることがある。その人の嚥下障害の程度と状態をみることが大切

Q17

誤嚥性肺炎は、嚥下障害の存在と胸部X線検査と末梢血白血球数の上昇により診断される

- ● 正しい
- ▲ どちらでもない
- ✖ 誤りである

　誤嚥性肺炎は、嚥下障害があり肺炎が生じた場合に診断されます。ですので、嚥下障害の存在と胸部X線の浸潤影、末梢血白血球数の上昇（10,000μL以上）で診断が可能です。

⇒ 嚥下障害の確認には検査が必要

　嚥下障害の存在については、私たちが目の前で直接に誤嚥を確認することはまれですので検査が必要です。嚥下機能検査には、嚥下造影(VF)や嚥下内視鏡(VE)などがあります（VFとVEについては「Q27 在宅では嚥下内視鏡による評価はできない；p.61」を参照）。

　肺炎については、胸部X線検査や胸部CT検査で肺の炎症像を確認します。高齢者の場合は、胸部X線像では炎症像がわかりにくい場合がありますので、注意が必要です。

[表1] 嚥下性肺疾患の分類

- 誤嚥性肺炎
- びまん性嚥下性細気管支炎
  異物を繰り返し誤嚥することにより引き起こされた細気管支の慢性炎症性反応。急性ではなく慢性の経過であることが誤嚥性肺炎とは異なる。
- メンデルソン症候群
  吐物に含まれる胃酸が重篤な肺障害を起こす。全身麻酔下における手術後に起こることが多く、発症すると致死率50％とされている。
- 人工呼吸器関連肺炎（VAP）
  人工呼吸管理に伴う合併症として発症する院内肺炎。気管挿管による人工呼吸管理開始後48～72時間以降に発症する。

ちなみに、誤嚥性肺炎以外にも、嚥下障害が関係する呼吸器疾患（嚥下性肺疾患）には表1のようなものがあります。

（新田國夫）

Answer → ○ 正しい

誤嚥性肺炎は、嚥下障害の存在と胸部X線検査と末梢血白血球数の上昇により診断される

Q18

胃瘻になったら再度経口摂取はできない

- ● 正しい
- ▲ どちらでもない
- ✖ 誤りである

→ **胃瘻は経口摂取を促すための一時的な手段と考えたい**

　経口摂取が困難な場合に、経腸栄養や胃瘻の造設などを考えます。米国静脈経腸栄養学会議（ASPEN）のガイドラインによれば、経口摂取できない期間が短期であったり、消化管の機能が障害されている場合は"経静脈栄養"、消化管が機能しており経腸栄養を行うのが短期間（4週間以内）であれば"経腸栄養"、4週間以上になるようであれば瘻管栄養（胃瘻や腸瘻）が選択されます[1]。

　胃瘻の造設はここ数年で広く普及しました。胃瘻になったから、経口摂取が二度とできないということはありません。胃瘻によって栄養状態が少しずつ改善し、リハビリテーションを続けることで、再び経口摂取が可能になった人もいます。胃瘻は最終的な処置ではなく、あくまで経口摂取を促すための一時的な手段という考えが必要だと思います。

●引用文献
1）藤谷順子, 他編：誤嚥性肺炎：抗菌薬だけに頼らない肺炎治療. p.103, 医歯薬出版, 2011.

（新田國夫）

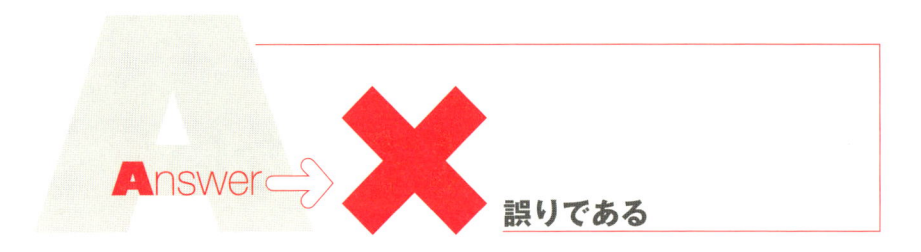

Answer → ✗ 誤りである

胃瘻になっても栄養状態が徐々に改善し、リハビリテーションを続けることで、再び経口摂取ができることもある

Q19

誤嚥性肺炎の治療には抗生剤が有効である

- ○ 正しい
- △ どちらでもない
- ✕ 誤りである

⇒ 起炎菌の特定が困難なことが多い

　誤嚥性肺炎の多くは口腔内の雑菌が原因となっていますので、治療には抗生剤（抗菌薬）が有効です。ただし、起炎菌の特定が困難なため、抗生剤の選択は

[表1] 誤嚥性肺炎に使用する抗生剤

市中感染性肺炎	セフェム系 βラクタマーゼ阻害薬配合剤	ceftriaxone ampicillin/sulbactam ampicillin/clavulanate	CTRX AMPC AMPC	
	ニューキノロン系	moxifloxacin levofloxacin gatifloxacin	MFLX LVFX GFLX	AMPCと同等の効果
	リンコマイシン系	clindamycin	CLDM	
嫌気性菌が疑われる場合	リンコマイシン系 抗トリコモナス薬	clindamycin metronidazole	CLDM	単独では用いない

（新田國夫編著："口から食べる"を支える：在宅でみる摂食・嚥下障害，口腔ケア．p.67，南山堂，2010より）

empiric therapy（経験的治療）になります。日本呼吸器学会の「呼吸器感染症に関するガイドライン」では、βラクタマーゼ阻害剤配合ペニシリン系薬，クリンダマイシン，カルバペネム系抗菌薬などが推奨されています。誤嚥性肺炎に使用する抗生剤には、表1のようなものがあります。

（新田國夫）

Answer → ○ 正しい

誤嚥性肺炎の多くは口腔内の雑菌が原因なので、治療には抗生剤（抗菌薬）が有効である

Q20

誤嚥を軽減できる薬がある

- ● 正しい
- ▲ どちらでもない
- ✖ 誤りである

⇒ ドーパミンやサブスタンスPを増やし嚥下を改善させる薬

　大脳基底核で作られるドーパミンは、嚥下反射を出しやすくするサブスタンスPという物質がのどから出るよう命令する働きがあります。つまり、ドーパミンやサブスタンスPが増えれば嚥下障害は改善します。

　ドーパミンを増やす作用がある薬、サブスタンスPを増やす薬には、表1に示すようなものがあります。

　これらの薬は、現在のところ、「嚥下障害」としては医療保険の適用が認められていません。現在治療している病気（表1）に該当すれば主治医と相談してみるとよいでしょう。

⇒ 嚥下を悪化させる薬もある

　最も影響するのは脳機能を抑制し、意識レベルを低下させる薬剤です。抗精神病薬、睡眠薬、抗てんかん薬などが該当します。

　第二には、口腔内乾燥をきたす薬剤です。抗コリン剤、利尿剤、三環系抗うつ剤、抗ヒスタミン剤、抗精神病薬、抗がん剤が該当します。

　第三に、高齢者では、薬剤の副作用によりパーキンソン症状などが出現し、摂

[表1] 嚥下障害を改善させる可能性がある薬

嚥下に関する作用	商品名	主な適応病名、症状
ドーパミンを増やす薬	プレタール®	脳梗塞
	レボドパ（マドパー®、メネシット® など）	パーキンソン病
	シンメトレル®	パーキンソン症候群
	半夏厚朴湯® ストレージH®	不眠症 不安神経症
	フォリアミン®	低栄養
サブスタンスPを増やす薬	ACE阻害剤（レニベース®、ロンゲス® など）	高血圧

食・嚥下機能を低下させることがあります。抗精神病薬などが該当します。

　第四には筋力低下、脱力により咽頭の筋力を低下させる薬で、抗コリン剤、三環系抗うつ剤などが該当します。

　現在嚥下障害があり、これらの薬を服用していたら、主治医に相談してみるとよいでしょう。決して患者さんや家族だけの判断で中止しないことです。

(御子神由紀子)

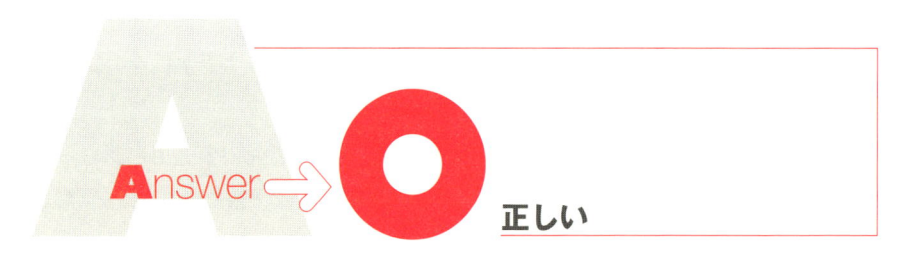

Answer → ○ 正しい

嚥下機能は薬により改善することもある。疑問に感じたら、医師、薬剤師に現在内服している薬について相談する

Q21

訓練すれば誤嚥は防ぐことができる

- ◯ 正しい
- ▲ どちらでもない
- ✕ 誤りである

　摂食・嚥下障害の訓練は、数多く存在し、それぞれの訓練に適応があります。まず、何が原因で摂食・嚥下障害になっているのかを正しく判断し、適切な訓練を選択する必要があります。そのうえで訓練を継続することにより、嚥下機能の改善がみられ誤嚥を防ぐことができることにもつながります。

⇒ 訓練効果には個人差がある

　ただし、摂食・嚥下障害も人それぞれ症状が異なるように、訓練効果にも個人差があります。また、高齢な場合や認知症などの理由により訓練ができない場合は、食事形態や姿勢、介助方法など対応を工夫することで、誤嚥を防ぐことができることもあります。

　いずれにせよ、現在の嚥下機能を客観的にきちんと評価する必要があり、間違った評価による適応外の訓練をしないよう気をつけなければなりません。

● 参考文献
・向井美恵, 他編：摂食・嚥下障害の理解とケア. 学研メディカル秀潤社, 2003.
・菊谷武：「食べる」介護がまるごとわかる本. メディカ出版, 2012.
・里宇明元, 他監修：ケーススタディ 摂取・嚥下リハビリテーション：50症例から学ぶ実践的アプローチ. 医歯薬出版, 2008.

（古賀ゆかり）

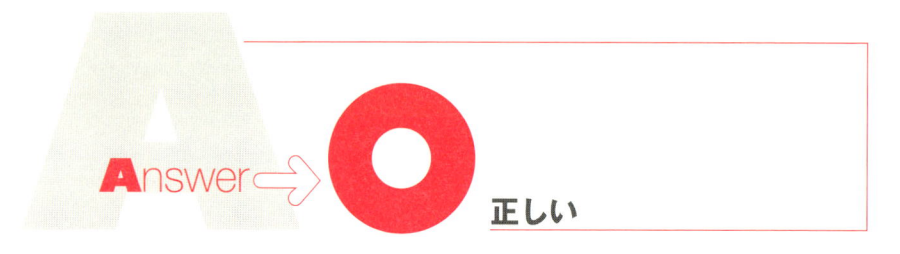

Answer → ◯ 正しい

適切な訓練を選択すれば嚥下機能の改善がみられ誤嚥を防ぐことができることもあるが、効果には個人差がある

Q22

絶対に誤嚥させない手術がある

- ⭕ 正しい
- 🔺 どちらでもない
- ❌ 誤りである

　絶対に誤嚥しないようにするには、①喉頭摘出術、②喉頭気管分離術（気管食道吻合術）、③声門閉鎖術等の手術を行うことです。

　喉頭摘出術（図1）は主として喉頭癌などにおいて行われます。喉頭を手術でとってしまうため、新しく呼吸のための出入口として、永久気管孔という気管を前方の首の皮膚に縫い付け、食事の通り道と分けてしまいます。永久気管孔をつくれば喉頭を全部とった後も呼吸ができ、食事もできるようになりますが、声は出なくなり、首に穴があいたままになります。

　喉頭気管分離術（図2）は気管を切断して上端は食道と吻合して、声帯を通った物も食道のほうに流れるようにします。下端は皮膚に出して気管孔とします。

　声門閉鎖術（図3）は声帯を縫合することで、そこを通って気管に物が入らなくする手術です。呼吸ができなくなりますので、気管切開も行われます。手術の負担が比較的少なく、場合によっては局所麻酔でも手術をすることは可能です。

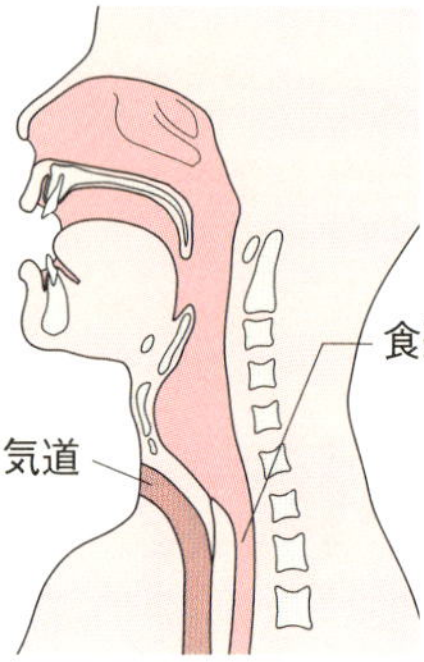
食道
気道

［図 1］咽頭摘出術

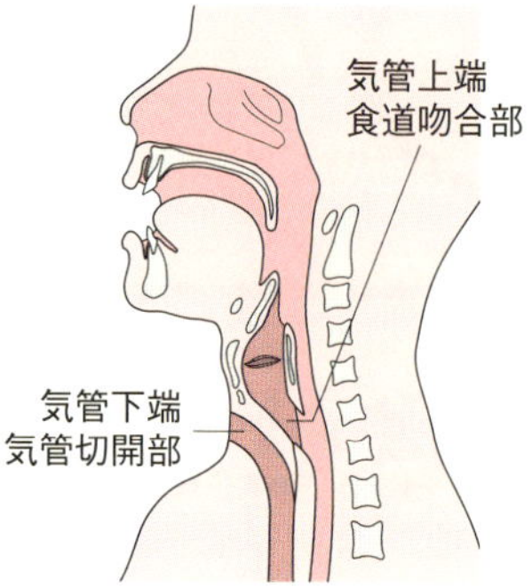
気管上端
食道吻合部
気管下端
気管切開部

［図 2］咽頭気管分離術

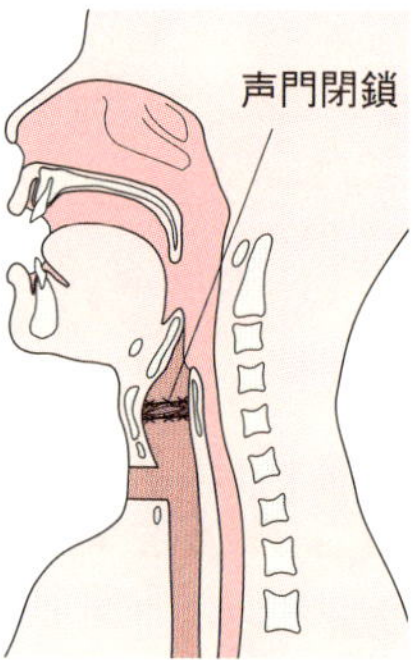
声門閉鎖

［図 3］声門閉鎖術

⇨手術のデメリット

いずれの手術でも声は出なくなりますし、のどに気管切開の穴があきます。また、手術をしても必ず経口摂取ができるようになるというわけではありません。手術したほうがよいかどうか、主治医とも相談し、よく考えることが大切です。なお、気管切開のカニューレのカフは、ある程度流入物をブロックしますが、完璧ではありません。

（木下朋雄）

A Answer ⇨ ○ 正しい

手術によって気道が閉鎖されれば誤嚥は起こさない

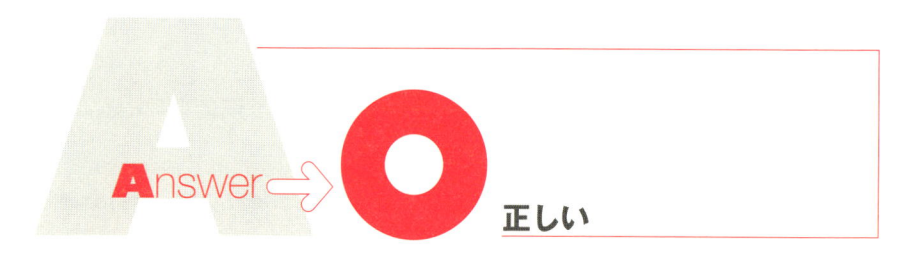

Part 2
誤嚥のアセスメント
検査とスクリーニングテスト

嚥下障害・肺炎の基礎知識

Q 23-28

食形態と食事

口腔ケア・義歯

リハビリテーション

在宅サービスの利用

Q23

視診、触診、聴診で嚥下機能をある程度評価できる

- ◯ 正しい
- ▲ どちらでもない
- ✕ 誤りである

　嚥下機能を評価する前に、患者の現病歴・既往歴からの情報収集、食事場面の観察、視診、触診などのアセスメントによって、大まかな嚥下障害の有無は推測できます。

⇒ **嚥下障害の有無は、器機使用しなくても推測できる**

　問診・視診・触診・聴診では、下記のような項目をアセスメントします。①意識レベル・認知（認知症や高次脳機能障害があるか、コミュニケーションが可能かなど）、②呼吸状態（人工呼吸器の使用の有無、無呼吸の有無、痰の量と質など）、③口腔内の状態（口腔内の乾燥の有無、義歯や残歯の状態など）、④栄養状態、⑤身体の状態（ADLの状態、麻痺の有無、円背の有無など）、⑥食事場面の観察、⑦嚥下関与器官の形態異常の有無、⑧口唇と頬部の柔軟性と閉鎖能および知覚異常と流涎の有無、⑨嚥下反射の有無、⑩頸部の可動性などです。表1に摂食・嚥下障害を疑わせる症状を挙げました。

　その後、臨床的な嚥下機能評価（スクリーニングテスト）を行います。スクリ

[表1] 摂食・嚥下障害を疑わせる症状

- 誤嚥、窒息があった
- 口にためて飲み込まない
- 肺炎、発熱を繰り返す
- 噛まずに丸飲みしてしまう
- 脱水、低栄養状態がある
- いつまでも噛んで飲み込まない
- 食べるペースが早すぎる・口に入れる量が多すぎる
- 食事中、後にむせが多い
- 咳の音が湿っている
- 拒食、食欲低下がある
- 痰が常に多い・食後のみ必ず痰が増える
- 摂食量が著しく少ない
- 常時もしくは食後に湿性嗄声がある
- 体重が減少している
- 咽頭違和感や食物残留感がある
- 食事時間が異常に長い

(新田國夫編著:"口から食べる"を支える：在宅でみる摂食・嚥下障害，口腔ケア．p.40，南山堂，2010より)

ーニングテストには、反復唾液嚥下テスト、水飲みテスト、改訂水飲みテスト、フードテストなどがあります（「Q24 摂食・嚥下機能を評価するには複数のテストを行ったほうがよい；p.53」を参照）。

視診、触診などのアセスメントによって、大まかな嚥下障害の有無は推測できますが、精査には嚥下造影（VF）、嚥下内視鏡（VE）の検査が必要です。

● 参考文献
・藤谷順子，他編：誤嚥性肺炎：抗菌薬だけに頼らない肺炎治療．p.52-59，医歯薬出版，2011．

(新田國夫)

Answer → ○ 正しい

視診、触診、聴診で嚥下機能をある程度評価できる

Q24

摂食・嚥下機能を評価するには複数のテストを行ったほうがよい

- ● 正しい
- ▲ どちらでもない
- ✖ 誤りである

⇨ **1つのテストでは断片的な情報しかわからない**

　摂食・嚥下障害を評価するスクリーニングテストには、改訂水飲みテスト（表1）、フードテスト（表2）、反復唾液嚥下テスト（表3）などがあります。1つのテストでは断片的な情報しかわからないので、摂食・嚥下障害を評価するには、必要に応じて複数のテストを組み合わせたほうがよいでしょう。

　スクリーニングテストで問題があれば、嚥下造影（VF）や嚥下内視鏡（VE）で精査します。

（新田國夫）

[表1] 改訂水飲みテスト

○ 3mL の水を嚥下してもらい、判定する
○ 4点以上なら繰り返し、合計3回施行して最も悪い嚥下を評価する

判定	点数
嚥下なし、むせる and/or 湿性嗄声	1
嚥下あり、呼吸切迫	2
嚥下あり、呼吸良好、むせる and/or 湿性嗄声	3
嚥下あり、呼吸良好、むせない	4
4点に加え、空嚥下の指示を追加し、30秒以内に2回空嚥下可能	5

[表2] フードテスト

○ ティースプーン1杯のプリンを食べ、その後、空嚥下をしてもらい30秒間様子を観察し、判定する
○ 4点以上なら繰り返し、合計3回施行して最も悪い嚥下を評価する

判定	点数
嚥下なし、むせる and/or 湿性嗄声	1
嚥下あり、呼吸切迫	2
嚥下あり、呼吸良好、むせる and/or 湿性嗄声	3
嚥下あり、呼吸良好、むせない	4
4点に加え、空嚥下の指示を追加し、30秒以内に2回空嚥下可能	5

[表3] 反復唾液嚥下テスト

○ 口の中を湿らせた後、空嚥下を30秒間に可能な限り行う
○ 30秒で2回以下は異常

Answer ⟶ ◯ 正しい

1つのテストでは断片的な情報しかわからないので、必要に応じて複数のテストを組み合わせたほうがよい

Memo

Q25

誤嚥をしているか簡単にわかる方法がある

- ● 正しい
- ▲ どちらでもない
- ✖ 誤りである

　現在、嚥下機能検査として確定診断に有効な検査としては、嚥下造影（VF）と嚥下内視鏡（VE）検査というものがあります。

　これらは、確定診断をするには必要不可欠な検査ですが、どちらも簡単な検査というわけではありません。VF検査にはX線装置が必要となりますし、VE検査は内視鏡機器が必要です。そこで、それらの専門的な検査を受ける前評価として簡便で安全に実施できるスクリーニングテスト[1,2]がありますが、これだけでは嚥下障害の疑いを知ることはできても実際に誤嚥の有無を判断し、確定診断することはできません。

⇒ **スクリーニングテストは、数種類を組み合わせるなどすれば有効な評価方法になる**

　つまり、誤嚥をしているか簡単にわかる方法はありません。ただし、このスクリーニングテストは、数種類を組み合わせたり、上手に選択活用することにより嚥下機能の精査が必要かどうかの重要な判断材料になるため、有効な評価方法と

いえます。また、ベッドサイドや在宅でも実施することができるため非常に便利です。

ただし、スクリーニングテストは、専門的な検査を受ける前段階の評価や訓練経過を定量的に判断するには非常に有効ではありますが、確定的な機能評価をすることはできません。

● 引用文献
1）戸原玄編：訪問で行う摂食・嚥下リハビリテーションのチームアプローチ．p.18-27，全日本病院出版会，2007．
2）聖隷三方原病院嚥下チーム：嚥下障害ポケットマニュアル 第2版．p.32-33，医歯薬出版，2003．

（古賀ゆかり）

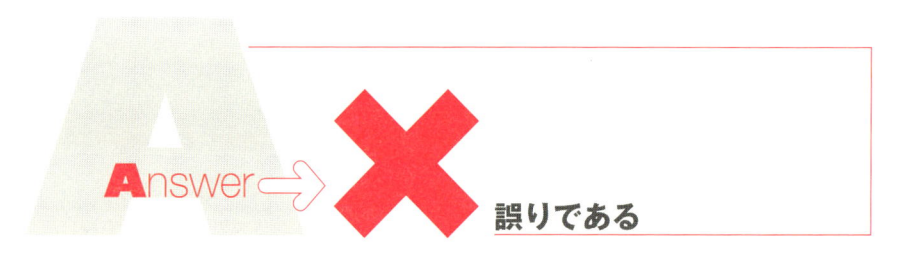

Answer→✕ 誤りである

スクリーニングテストは、非常に有効だが、確定的な機能評価をすることはできない。誤嚥をしているか簡単にわかる方法はない

Q26

嚥下造影検査は入院患者しか受けられない

- ○ 正しい
- ▲ どちらでもない
- ✗ 誤りである

　嚥下造影（VF）検査というのは、造影剤や、造影剤を混ぜたゼリーや食物などを嚥下する様子をレントゲンで動画撮影し、ビデオも撮る、嚥下機能の評価方法です。口の中やのどの中で食べ物がどのように通過して（停滞して・誤嚥して）いるのかなどを明らかにすることができます。悪いところがわかるだけではなく、姿勢や首の向き、とろみの濃さなどを試してどれが安全か見極めることもできます。

　このようなVFは、透視の装置が必要です。診療所で透視室があるところは少なく、どうしても病院での検査になります。もちろん、入院患者だけでなく外来の患者でも嚥下造影検査を受けることができます。VFを実施している耳鼻咽喉科やリハビリテーション科のある病院を探し、主治医が紹介状を書き、受診することになります。

⇒ 検査時の体調で結果が左右されることもある

　しかしここで大事なのは体力と体調です。もちろんVF自体はリクライニング

車いすでも受けることはできます。しかし、もし診てもらいたい患者さんが、今までほとんど寝たきりで、車いすに乗ったり外出したりしたことがないと、たとえ寝台車で病院を受診したとしても、受付や医師の診察、検査の待合など、検査までに疲れてしまって、たとえ実力があっても検査時に上手に嚥下できないこともあります。また、胃瘻で自宅にいて、栄養状態も良く、熱も出していない人が受診して検査場面で嚥下ができたら、「では経口摂取を始めましょう」と言ってもらえますが、栄養状態も悪く、熱もしばしば出しているし、強い咳もできないような場合、検査場面ではよくても、「もう少し慎重に様子をみましょう」と言われることも考えられます。せっかくの検査ですので、できればよい結果を出せるように、体調を整え、ある程度の間接訓練もしてから受診しましょう。

（藤谷順子）

Answer → ✗ 誤りである

外来患者でも嚥下造影検査を受けられる

Q27

在宅では嚥下内視鏡による評価はできない

- ⭕ 正しい
- 🔺 どちらでもない
- ❌ 誤りである

⇨ 嚥下内視鏡は携帯性に優れ、ベッドサイドでも利用が可能

　嚥下内視鏡（VE）の特徴として、手軽で時間的制約なしにベッドサイドや在宅で利用できることが挙げられます。在宅ではテーブル1個分のスペースがあれば利用可能です。その他のVEのメリットとしては、①実際の摂食場面での検査が可能なこと、②唾液の状態が直視下に観察可能なこと、③嚥下造影（VF）と異なり、放射線の被曝がないことなどが挙げられます。

　一方、VFは在宅での実施は難しく、病院などに受診する必要がありますが、メリットとしては、①口腔から食道入口部まで、嚥下に関する部分を幅広く観察できること、②検査の不快感がないことなどが挙げられます。

（新田國夫）

Answer → ✖ 誤りである

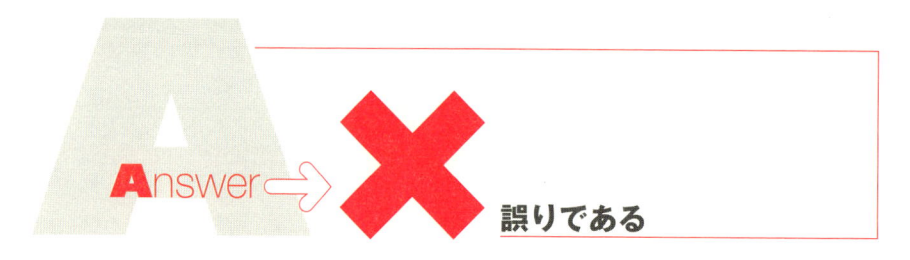

嚥下内視鏡は大がかりな装置が不要なため、在宅でも利用できる

Q28

嚥下内視鏡は経口摂取の可否をみるために行う

- ○ 正しい
- ▲ どちらでもない
- ✕ 誤りである

⇨ 経口摂取の可否を判断するのみが目的ではない

　嚥下内視鏡(VE)はその目的の1つとして経口摂取の可否を判断するために行います。

　しかし、嚥下内視鏡は、誤嚥の有無を診て経口摂取を禁ずる"ダメ出し"をするためだけの検査ではありません。どうしたら誤嚥をしないで食べることができるようになるかを検討するための検査です。

　検査の回数も、摂食・嚥下障害が疑われた場合のスクリーニングのために単発で行うだけでなく、摂食・嚥下訓練前、訓練中、訓練後またその後の経過観察においても随時施行されます。

　検査では喉頭部を直接観察することで器質的な疾患(特に悪性腫瘍)の有無もみます。梨状窩に唾液の貯留が認められた場合には食物ではなく、自身の唾液による誤嚥性肺炎を起こす危険性も考えなければなりません。

⇒内視鏡検査の利点を生活に合わせた検討に役立てることが可能

　内視鏡での検査により、どのような食材が誤嚥しやすいのか、食形態を工夫することで誤嚥する可能性を減らすことができないかも検討します。

　内視鏡検査は嚥下造影（VF）検査と異なり「いつでもどこでも（ベッドサイドや在宅）できる」という点に加えて「一般の食品を用いて評価できる」という大きな利点があります。

　このため、生活の場である在宅において普段食べているもので検査することが可能であり、患者・家族・メディカルスタッフと一緒に検査画面を見ることで教育指導などを行うことも可能です。

●参考文献
・嚥下内視鏡検査の手順2012改訂：日本摂食・嚥下リハビリテーション学会医療検討委員会．日本摂食・嚥下リハビリテーション学会ホームページ．http://www.jsdr.or.jp

（木下朋雄）

Answer→ △ どちらでもない

経口摂取の可否判断だけでなく摂食・嚥下訓練、経過観察のためにも行われる

Part 3
食形態と食事

嚥下障害・肺炎の基礎知識

誤嚥のアセスメント

Q 29-52

口腔ケア・義歯

リハビリテーション

在宅サービスの利用

Q29

食形態を決定するには、食事場面の観察が必要である

- ◯ 正しい
- ▲ どちらでもない
- ✕ 誤りである

⇒ 咀嚼機能に合わない食形態は誤嚥や窒息を招く

　咀嚼機能の評価は、患者の食形態を決めるうえで重要です。なぜなら、咀嚼機能に合わない食形態にしてしまうと、誤嚥や窒息を招くことになるからです。咀嚼機能を評価するには、まず食事場面の観察から始めます。

　表1に食事場面の観察項目と食形態についてまとめました。例えば、捕食時に食べこぼしがある場合は、手と口の協調運動の障害、運動範囲の低下、巧緻性の低下、口唇閉鎖不全などが考えられます。食形態としては、保持しやすい食事（パラパラしないもの）、手づかみで食べられる食品の提供を考えます。また、咀嚼時に食べこぼしがある場合は、口腔内保持力の低下、咀嚼時の口唇閉鎖が十分ではないことが考えられますので、口腔内で保持しやすい食事（パラパラしないもの、流動性が低いもの）への変更を考慮します。

　なお、嚥下機能について配慮した食事は嚥下調整食と呼ばれ、日本摂食・嚥下リハビリテーション学会により「嚥下調整食学会分類2013」が出されています（表2）。

[表1] 食事場面の観察と食形態

観察項目	疑われる問題	食形態の考慮
水様物（流動性が高くバラバラになるもの）でむせる	舌の食塊形成不全、嚥下惹起不全	流動性を抑える（とろみ剤、増粘剤の使用）
捕食後すぐに嚥下している	口腔内の保持の不足	流動性の高い食品、パラパラとした食品に注意し、粘度を増すか、あんかけにする
多めに食べるとむせる。付着性の高い食品、咀嚼力、嚥下力を必要とする食品でむせる	嚥下時の咽頭収縮不全（嚥下力の低下）	ゴワゴワした食品、モチモチした食品は避け、比較的流れのよいものを選択する
つめ込みすぎている	摂食・嚥下機能と食事方法のミスマッチ	一口大にするなど大きさを考慮する
痰がからむ	食べ物の咽頭残留	咽頭残留を起こしそうな食形態の再検討
捕食時に食べこぼす	手と口の協調運動の障害、運動範囲の低下、巧緻性の低下、口唇閉鎖不全	保持しやすい食事（パラパラしないもの）への形態の考慮、手づかみで食べられる食品の提供
咀嚼時に食べこぼす	口腔内保持力の低下、咀嚼時の口唇閉鎖が十分ではない	口腔内で保持しやすい食事（パラパラしないもの、流動性が低いもの）への変更
嚥下時に食べこぼす	嚥下時に口唇閉鎖がされていない、嚥下時に舌が突出する、口唇閉鎖が不十分なままの嚥下	流動性が低い食品への変更
口は動いているのに、いつまでも口の中に残っている	咽頭への移送不全	流動性のある移送が容易な食品の提供
いつまでも噛んでいるような動きをしている	咀嚼機能の低下（義歯の不適合、運動障害性咀嚼障害の存在）、咀嚼機能と食形態のミスマッチ	咀嚼機能を考慮した、軟らかくばらつかない食品の提供
食べ物が入っても口が動かない	食べ物が認識できない	甘いものや辛いものなど明確な味の食品への変更
咀嚼運動がない	咀嚼機能の低下、咀嚼機能と食形態のミスマッチ	咀嚼機能に合った食形態の提供

（新田國夫編著："口から食べる"を支える：在宅でみる摂食・嚥下障害，口腔ケア．p.29-31，南山堂，2010より改変）

● 参考文献
・新田國夫編著："口から食べる"を支える：在宅でみる摂食・嚥下障害，口腔ケア．p.29-31，南山堂，2010．

（新田國夫）

[表2] 学会分類2013（食事）早見表（日本摂食・嚥下リハビリテーション学会）

コード [I-8項]	名称	形態	目的・特色	主食の例	必要な咀嚼能力 [I-10項]	他の分類との対応 [I-7項]
0j	嚥下訓練食品0j	均質で、付着性・凝集性・かたさに配慮したゼリー 離水が少なく、スライス状にすくうことが可能なもの	重度の症例に対する評価・訓練用 少量をすくってそのまま丸呑み可能 残留した場合にも吸引が容易 たんぱく質含有量が少ない		（若干の送り込み能力）	嚥下食ピラミッドL0 えん下困難者用食品許可基準I
0t	嚥下訓練食品0t	均質で、付着性・凝集性・かたさに配慮したとろみ水 （原則的には、中間のとろみあるいは濃いとろみ*のどちらかが適している）	重度の症例に対する評価・訓練用 少量ずつ飲むことを想定 ゼリー丸呑みで誤嚥したりゼリーが口中で溶けてしまう場合 たんぱく質含有量が少ない		（若干の送り込み能力）	嚥下食ピラミッドL3の一部 （とろみ水）
1j	嚥下調整食1j	均質で、付着性、凝集性、かたさ、離水に配慮したゼリー・プリン・ムース状のもの	口腔外で既に適切な食塊状となっている（少量をすくってそのまま丸呑み可能） 送り込む際に多少意識して口蓋に舌を押しつける必要がある 0jに比し表面のざらつきあり	おもゆゼリー、ミキサー粥のゼリー など	（若干の食塊保持と送り込み能力）	嚥下食ピラミッドL1・L2 えん下困難者用食品許可基準II UDF区分4（ゼリー状） （UDF：ユニバーサルデザインフード）
2-1	嚥下調整食2-1	ピューレ・ペースト・ミキサー食など、均質でなめらかで、べたつかず、まとまりやすいもの スプーンですくって食べることが可能なもの	口腔内の簡単な操作で食塊状となるもの（咽頭では残留、誤嚥をしにくいように配慮したもの）	粒がなく、付着性の低いペースト状のおもゆや粥	（下顎と舌の運動による食塊形成能力および食塊保持能力）	嚥下食ピラミッドL3 えん下困難者用食品許可基準II・III UDF区分4
2-2	嚥下調整食2-2	ピューレ・ペースト・ミキサー食などで、べたつかず、まとまりやすいもので不均質なものも含む スプーンですくって食べることが可能なもの		やや不均質（粒がある）でもやわらかく、離水もなく付着性も低い粥類	（下顎と舌の運動による食塊形成能力および食塊保持能力）	
3	嚥下調整食3	形はあるが、押しつぶしが容易、食塊形成や移送が容易、咽頭でばらけず嚥下しやすいように配慮されたもの 多量の離水がない	舌と口蓋間で押しつぶしが可能なもの 押しつぶしや送り込みの口腔操作を要し（あるいはそれらの機能を賦活し）、かつ誤嚥のリスク軽減に配慮がなされているもの	離水に配慮した粥 など	舌と口蓋間の押しつぶし能力以上	嚥下食ピラミッドL4 高齢者ソフト食 UDF区分3
4	嚥下調整食4	かたさ・ばらけやすさ・貼りつきやすさなどのないもの 箸やスプーンで切れるやわらかさ	誤嚥と窒息のリスクを配慮して素材と調理方法を選んだもの 歯がなくても対応可能だが、上下の歯槽堤間で押しつぶすあるいはすりつぶすことが必要で舌と口蓋間で押しつぶすことは困難	軟飯・全粥 など	上下の歯槽堤間の押しつぶし能力以上	嚥下食ピラミッドL4 高齢者ソフト食 UDF区分1・2

学会分類2013は、概説・総論、学会分類2013（食事）、学会分類2013（とろみ）から成り、それぞれの分類には早見表を作成した。
本表は学会分類2013（食事）の早見表である。本表を使用するにあたっては必ず学会分類2013の本文を熟読されたい。
なお、本表中の[ ]表示は、本文中の該当項目を指す。
*上記0tの中間のとろみ・濃いとろみについては、学会分類2013（とろみ）を参照されたい。

本表に該当する食事において、汁物を含む水分には原則とろみを付ける。
ただし、個別に水分の嚥下評価を行ってとろみ付けが不要と判断された場合には、その原則は解除できる。
他の分類との対応については、学会分類2013との整合性や相互の対応が完全に一致するわけではない。[I-7項]

Answer → ○ 正しい

食形態を決定するには、食べる時に、どのような口の動きをするのかなどの食事場面の観察が必要である

Q30

ソフト食とは舌でつぶせる硬さの食事である

- ● 正しい
- ▲ どちらでもない
- ✖ 誤りである

　介護食というと「きざみ食」や「ミキサー食」という言葉を聞いたことあるでしょう。きざみ食をもっと細かく分類すると一口大、荒きざみ、きざみ、極きざみ等々。これらの食形態には大きな問題がありました。咀嚼機能が低下した人へのきざみ食ができた背景には、「咀嚼＝食べ物を小さくすること」という誤解があり、食べ物を小さくすれば食べられると考えられていました。しかし、咀嚼の目的は「飲み込める形にすること（食塊形成）」であり、口の中でまとまることが重要だったのです。

　実際、きざみ食は口の中でばらけてしまい、上手くまとめることができないため誤嚥しやすい形態でした。また、嚥下機能が低下した人に用いるミキサー食は見た目が単一で、とても食欲をそそるものではありませんでした。このような背景から「しっかりと形があり、口への取り込み、まとまり、のどへの移送、嚥下がしやすい食事」として管理栄養士の黒田留美子さんが提唱し、生まれてきたのがソフト食です。

⇒ソフト食の3つの定義

　高齢者用のソフト食の定義は、①舌で押しつぶせる硬さであること、②すでに食塊となっているような形であること、③すべりがよく移送しやすいものであることとなっています。ソフト食はミキサー食の前の段階の食形態で、軟らかいけれど、しっかり形があり、彩りもよく、食欲をそそるようになっています。「ソフト＝軟らかい」ですから、ごはんをおかゆに変更するように、副食も軟らかく仕上げるために水分を加えてさらに加熱する、脂肪分を利用しすべりをよくする、食材自体を変更する（タケノコの煮物→サトイモの煮物）などの工夫がされています。

　そして、ミキサー食のデメリットと考えられるドロドロして何を食べているのかわからない、食べさせにくい、水分含量が多く必要栄養量の確保が難しいことを解決するために固形化補助食品が登場し、ミキサー食を再成型したムース食、ゼリー食が普及するようになりました。このようなソフト食は舌で押しつぶせる硬さになっています。

　なお、嚥下調整食学会分類 2013 (p.69) ではソフト食はコード 3、4 に該当します。

●参考文献
・黒田留美子オフィシャルホームページ．http://www.softshoku.net/softshoku/index.html

（安田淑子）

Answer → ○ 正しい

ソフト食とは、舌でつぶせる硬さの食事である

Q31

ペースト食を調理する時はとろみ剤を必ず加える

- ⭕ 正しい
- 🔺 どちらでもない
- ❌ 誤りである

　安全に食べられる介護食の条件として、①硬さ、②凝集性、③付着性が挙げられます。

　①硬さ：噛む力がどのくらい必要か

　②凝集性：口の中でまとまりやすさ

　③付着性：舌の上でのべたつき具合

⇒ **ペースト食はとろみ剤で濃度・粘度の調整が必要なものが多い**

　ペースト食は固形物がなく噛まずに飲み込める食形態です。嚥下調整食学会分類2013（p.69）ではペースト食はコード2（一部は3）に該当します。濃度に基準はありませんが、ペースト食対応が必要な人は、のどの機能低下が認められ、誤嚥の危険性が高い場合が多いので、濃度、粘度の調整は必要です。

　しかし、すべてにとろみ剤を加える必要はありません。ポテトサラダのように、ジャガイモなどのでんぷんですでにとろみがついているものはとろみを加える必要がありません。反対に、肉や魚のペースト食は水分含量が少なく、とろみがあ

[表1] ペースト食作成のポイント

① イモ類は粘着性が強いため、水分を大目に入れる。
② 繊維の多い野菜などは繊維が残りやすいので、繊維に対し直角にカットしてからフードプロセッサーにかける。
③ つなぎとして材料の30％重量のはんぺんなどの練り製品、豆腐、イモ類、おかゆを加えると、滑らかにしあがる。
④ フードプロセッサーにかける時間は30秒〜1分以上。
⑤ 水分が多くサラサラしている時のみ、とろみ剤、固形化補助食品、ゼラチンなどで粘度をつける。

るように見えますが、脂肪含量が少ないと粘着性が出てしまうので、少量の水分（だし）で溶かしたとろみ剤を加えることで、付着性が低くなり飲み込みやすくなります。表1にペースト食作成のポイントを挙げました。

（安田淑子）

Answer → ✗ 誤りである

ポテトサラダのように、ジャガイモなどのでんぷんですでにとろみがついているものはとろみ剤を加える必要はない

Q32

ユニバーサルデザインフードは嚥下障害があっても安全である

- ● 正しい
- ▲ どちらでもない
- ✘ 誤りである

　ユニバーサルデザインフードとは、日本介護食品協議会が傘下の会社の食品について名付けた総称であり、個々の市販食品が区分1〜4に分類され、表示されています。

⇒ ユニバーサルデザインフードの4つの区分

　ユニバーサルデザインフードの区分は、具体的には、噛む力、飲み込む力の目安が表示され、それに基づいて4つの段階に分かれています。

　では、どんな人がどの区分に適しているのでしょうか。ユニバーサルデザインフードだから、どれでもよいわけではありません。摂食・嚥下機能に合った区分の食品を選ばないと意味がありません。表1の「噛む力の目安、飲み込む力の目安」を参考に、必ず医師や歯科医師、管理栄養士などの専門家に相談しましょう。

　なお、ユニバーサルデザインフードは嚥下調整食学会分類2013（p.69）のコー

[表1] ユニバーサルデザインフード区分表

区分		区分1 容易にかめる	区分2 歯ぐきでつぶせる	区分3 舌でつぶせる	区分4 かまなくてよい
かむ力の目安		かたいものや大きいものはやや食べづらい	かたいものや大きいものは食べづらい	細かくてやわらかければ食べられる	固形物は小さくても食べづらい
飲み込む力の目安		普通に飲み込める	ものによっては飲み込みづらいことがある	水やお茶が飲みづらいことがある	水やお茶が飲み込みづらい
かたさの目安 ※食品メニュー例で商品名ではありません。	ごはん	ごはん〜やわらかごはん	やわらかごはん〜全がゆ	全がゆ	ペーストがゆ
	さかな	焼き魚	煮魚	魚のほぐし煮(とろみあんかけ)	白身魚のうらごし
	たまご	厚焼き卵	だし巻き卵	スクランブルエッグ	やわらかい茶わん蒸し(具なし)
物性規格	かたさ上限値 N/m^2	$5×10^5$	$5×10^4$	ゾル:$1×10^4$ ゲル:$2×10^4$	ゾル:$3×10^3$ ゲル:$5×10^3$
	粘度下限値 $mPa·s$			ゾル:1500	ゾル:1500

※「ゾル」とは、液体、もしくは固形物が液体中に分散しており、流動性を有する状態をいう。「ゲル」とは、ゾルが流動性を失いゼリー状に固まった状態をいう。

(日本介護食品協議会ホームページ. http://www.udf.jp/index.html より)

ド1〜4に広く分布しています。

(安田淑子)

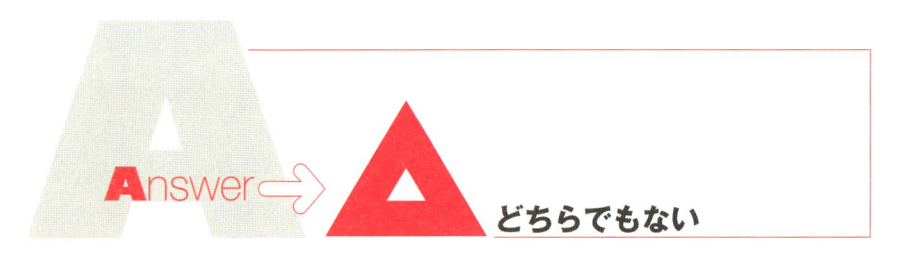

Answer → △ どちらでもない

ユニバーサルデザインフードは主に咀嚼機能に配慮した区分であり、嚥下障害のある人には必ずしも安全とはいえない

Q33

きざみ食は誤嚥をしやすい

- ● 正しい
- ▲ どちらでもない
- ✖ 誤りである

⇒ **きざみ食は違った硬さ、いろいろな大きさの物が混ざっていて誤嚥しやすい**

　嚥下機能の低下した人にとっては、違った硬さ、いろいろな大きさの物が混ざった食品を飲食することは難しく、誤嚥しやすくなります。例えば味噌汁を飲む時は、「噛まずに飲むべき汁」と「噛まなくてはいけない具」が混在しているので、むせることが多くなります。たくさんの薬を一度に水で飲む時も同様です。

　きざみ食はまさにこの形態です。きざんだ物がバラバラとのどに送り込まれ、そのスピードに差が出るために誤嚥をしやすくなるのです。

　対策としては、あんかけにしてバラバラにならないようにコーティングする、水分、脂肪分、とろみ剤などを補いまとまる形にする、つぶすなど一工夫が必要です。

　なお、嚥下調整食学会分類2013（p.69）では、きざみ食を嚥下調整食と認めていません。

（安田淑子）

Answer → ◯ 正しい

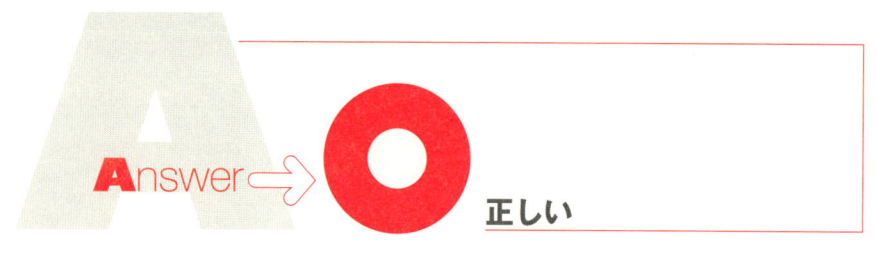

きざみ食は、さまざまな食感の粒状の物がバラバラとのどに送られ食塊形成ができず、のどに送り込まれるスピードに差が出るために誤嚥しやすくなる

Q34

とろみ剤は加熱する必要はない

- ◯ 正しい
- ▲ どちらでもない
- ✖ 誤りである

　嚥下障害のある人のためにとろみ剤が市販されています。かつては、片栗粉、葛粉、寒天など、熱を加えてとろみをつける物しかありませんでした。

　とろみ剤は、加熱する必要がなく、そのため使用する場所を選ばず、火を使うことが困難な人でも手軽に利用することができます。

⇒ とろみ剤は3種類に分けられる

　現在市販されているとろみ剤は、原材料により3種類に分類されます。それぞれ特徴があるので、用途や嗜好により選びましょう。

❶でんぷん系

　水分のとろみよりは、ミキサー食をムース状に固めるのに適しています。べたつき感が少々あり、添加量が多く必要です。

❷増粘多糖類系（グアーガムまたはキサンタンガム）

　添加量が少なくても、とろみがつきます。付着性が少なく透明性に優れています。グアーガムは乳製品でもしっかりとろみがつきますが、豆臭さが少々ありま

す。キサンタンガムは無臭で、牛乳、濃厚流動食へのとろみはつきにくいという特徴があります。

❸でんぷん＋増粘多糖類

少量で対象を選ばず、とろみがつけられます。液体タイプのものは、ダマになりません。

*

濃厚流動食のようにタンパク質を多く含む液体は、一般のとろみ剤ではとろみがつきにくいため、「濃厚流動食用・牛乳用とろみ剤」として特別なものが販売されています。また、とろみ剤ではなく「固形化補助食品」としてゲル状（ゼリー～ムース状）に固まるものがあり、この中には、例外的に加熱が必要なものもあります。

（安田淑子）

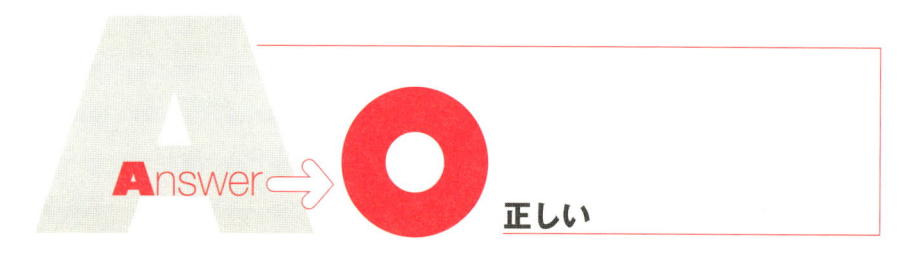

Answer → ◯ 正しい

とろみ剤が手軽に使用できる最大の要因は、加熱する必要がないことである

Q35

水分にとろみをつける際はとろみの具合は濃いほうがよい

- ● 正しい
- ▲ どちらでもない
- ✖ 誤りである

　一般的に「嚥下困難な人の飲み物は、とろみをつけたほうがよい」といわれていますが、とろみが濃ければ濃いほど安全ということではありません。水はサラサラとしており流れるスピードが速いので、体の機能が間に合わず気管に流れ込みやすいのですが、とろみをつけて粘度を上げることにより流れるスピードを遅くすることができます。それにより気管に水が侵入するのを防ぐことができるので、とろみをつけると誤嚥しにくいといわれています。ただ、人によって嚥下機能は異なります。さらに誤嚥する原因もさまざまです。

⇒ **嚥下反射惹起の遅延や送り込み不良、食塊保持不良が原因で誤嚥してしまう場合、とろみをつけると効果的**

　単純に機能のみで判断した時に、嚥下反射惹起の遅延や送り込み不良、食塊保持不良が原因で誤嚥してしまう場合は、とろみをつけることは誤嚥予防に効果を

発揮します。しかし、嚥下圧低下や咽頭残留、食道入口部開大不良などの症状がある場合は、とろみが濃くなるほど症状が悪化してしまうこともあります。

　お餅を例に考えてみてください。お餅はのどに詰まりやすい食品としてよく知られていますが、食品の窒息事故の原因としても常に上位です[1]。濃すぎるとろみはベタベタし、お餅のようになりのどに張り付きやすくなってしまうため、危険な食品となってしまいます。

　つまり、とろみは濃ければ濃いほどよいというのは正しい対処方法とはいえません。人それぞれ嚥下機能は異なり、食品の性状によっても嚥下機能に及ぼす影響は異なる[2]ので、とろみの濃度がよくわからない場合は専門家の指示に従ってください。

● 引用文献
1) 食品別年齢階級別の救急搬送割合（救急搬送件数の多い上位5種類），東京消防庁ホームページ．http://www.tfd.metro.tokyo.jp/
2) 日本摂食・嚥下リハビリテーション学会医療検討委員会：嚥下造影の検査法（詳細版）．日本摂食・嚥下リハビリテーション学会誌，15(1)：80-82，2011．

（古賀ゆかり）

Answer → ✗ 誤りである

とろみは誤嚥予防のために用いられるが、とろみをつけすぎると、かえって嚥下に不利になることもある

Q36

とろみ剤を使う時は飲み物に少しずつ加える

- ● 正しい
- ▲ どちらでもない
- ✕ 誤りである

　とろみ剤使う時の注意点として、ダマにならないようにかき混ぜることが挙げられます。そのためには、とろみ剤を少しずつ加えながら素早く混ぜることが必要です。しかし、片手でかき混ぜながら、もう一方の手でとろみ剤を少しずつ加えていくのは、至難の技です。実際に使っているのは、高齢者、脳梗塞後遺症などで麻痺があるなどハンディキャップをもった人ですから、なおさらです。

　よく見られるのは、コップのお茶にスティック状のとろみ剤を1本すべて入れて、小さなスプーンでクルクルとかき混ぜる光景です。コーヒーにスティックシュガーを溶かすのであればこの方法でよいのですが、固まって水分に入ったとろみ剤は固まったまま周りに膜ができてしまい、ダマになります。一度ダマになれば激しくかき混ぜても溶けることはないので、必ず取り除きましょう。

⇨ **とろみ剤がダマにならないようにかき混ぜるコツ**

　かき混ぜる道具は小さなスプーンを選びがちですが、中スプーンまたは大きめのフォークを使い、前後左右に動かし、とろみ剤を撹拌するようにしましょう。

便利グッズとして、はちみつスプーンや電動のマドラー（100円均一のお店で売っています）を使うと効率よく混ぜることができます。

⇨ 混ぜながらとろみ具合をみてはいけない

とろみ剤の多くは、混ぜ終わって30秒から数分経ってから、最終的なとろみがつきます。ですから、混ぜながらその感触でとろみを調整すると、飲む時には、とろみがつき過ぎていることがほとんどです。コップを傾けても出てこない、べたつき過ぎてまずいと言われる原因の多くは、「混ぜながらとろみを調整する」からなのです。とろみ剤と飲み物の量は、あらかじめ説明書を読んで決めておきましょう。

とろみ剤は、ほぼ24時間は濃度が安定しています。冷たい飲み物であれば、1日分を作り冷蔵庫で保管しておくことができます。例えば、水分500mLをボールにあけ、とろみ剤2.5gのスティック2本を少しずつ入れながら、泡立て器で左右に切るように混ぜます。そうすればダマになりにくく、誰が作っても濃度が一定になり、食事のたびに作る手間も省けます。

（安田淑子）

Answer ⇒ ○ 正しい

とろみ剤を使う時は、飲み物に少しずつ加える

Q37

市販のゼリー飲料は嚥下障害者に適している

- ● 正しい
- ▲ どちらでもない
- ✕ 誤りである

　最近、コンビニエンスストアやスーパー、ドラッグストアで、吸い口のあるアルミパウチなどに入ったゼリー飲料をよく見かけます。エネルギーチャージ、ビタミン補給、美容など、体にもよさそうだし、味もいいし、携帯にも便利だし、「嚥下障害の人にも使えないかしら？」と思いますよね。

⇨ ゼリー飲料は便利だが、気をつけたいこともある

　ゼリー飲料は、どこでも使いたい時に容器を開ければ、いつでも同じ濃度の水分が確保でき、水分摂取量の把握も容易です。しかし、すべての人に向いているとは限りません。

　それは、①容器の中でゼリーと水分が分離してしまい、その水分が誤嚥の原因になる、②容器から直接吸うことで吸気と一緒に気管にゼリーが入ってしまう、③容器から出すとクラッシュ状になるので、舌の動きが悪い人は、口中にばらけてしまい飲み込みにくいからです。

　対策として、水分の分離を避けるために、保管は表示通りに行い、食べる前に

はゼリー全体の濃度が均一になるようにする。直接ボトルやチアパックから吸うのではなく、器にあけてスプーンで食べる（チアパックの口が太く吸いにくい人用に補助吸い口もあります）。舌の上に広がり口中コントロールができない人は、容器入りのゼリー飲料ではなく、粉末をお湯で溶かすタイプを利用し、クラッシュせずに塊にして提供するのがよいでしょう。

　高齢者になると1回で食べきれないこともあります。衛生面も考慮し、直接口をつけると雑菌が繁殖するので、容器に食べられる量を取り出し、残りは冷蔵庫で保管し、1～2日で食べ切るようにします。

　味はデザート代わりにもなる甘いものと味が薄く通常のお茶代わりに飲んで口をさっぱりさせるもの、栄養素的には、水分補給目的で低カロリーのもの、タンパク質、ビタミン、ミネラル、食物繊維など栄養強化したものがあります。

　毎日の食事が楽しくなるように、摂食・嚥下機能に応じたものを利用しましょう。

（安田淑子）

Answer → ✕ 誤りである

ゼリー飲料は、使いたい時に、いつでも同じ濃度の水分が確保でき、水分摂取量の把握も容易だが、すべての人に向いているとは限らない

Q38

ゼリー、プリン、ヨーグルトなどからでも水分補給できる

- ◯ 正しい
- ▲ どちらでもない
- ✗ 誤りである

　脱水にならないように、水分補給をしましょうといわれたら、水かお茶を飲まなければいけないのでしょうか。答えは「✗」です。コーヒー、ジュース、スポーツ飲料、牛乳などの液体はもちろん、ゼリー飲料、プリン、ヨーグルトなどもすべて水分補給になります。

　サラサラの水分ではむせてしまう、とろみをつけるとおいしくないので飲む量が進まない人には、お茶やコーヒーをゼラチン（1.5〜2.5％）で固めたお茶ゼリーや市販のデザートを上手に利用しましょう。

⇨ **食べ物はほとんど水でできているので、しっかり食事をとることが水分補給につながる**

　市販食品の水分含有量を表1に挙げました。今は、いろいろな栄養素が添加されたものがありますので、水分だけでなくエネルギー、タンパク質、食物繊維、ビタミン・ミネラル類も一緒にとれて、一石二鳥です。人間の身体も食べ物もほとんど水でできています。人体の水分量は図1の通りです。

[表1] 市販食品の水分含有量
（100gあたり）

食品名	水分量（cc）
・コーヒーゼリー	88.7
・カスタードプディング	74.1
・シャーベット	70
・オレンジゼリー	82.3
・ソフトクリーム	69.6
・ヨーグルト（脱脂加糖）	82.6

（文部科学省：日本食品標準成分表2010）

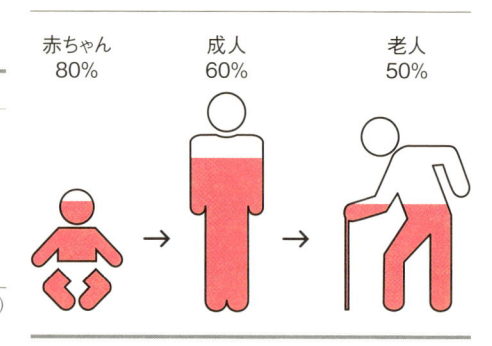

赤ちゃん 80%　成人 60%　老人 50%

[図1] 人体の水分量

　食事に含まれる水分量を計算すると、焼き魚定食の全体重量が400g（ごはん100g、魚70g、野菜煮物100g、味噌汁130g）、食後にお茶を一杯飲んだとして、水分摂取量は約400ccになります。まず、しっかり食事をとることが水分補給につながります。

（安田淑子）

Answer→ ○ 正しい

ゼリー飲料、プリン、ヨーグルトなどもすべて水分補給になる

Q39

誤嚥性肺炎の既往がある人は水分に必ずとろみをつける

- ● 正しい
- ▲ どちらでもない
- ✕ 誤りである

　誤嚥性肺炎は細菌が肺に流れ込んで発症する肺炎です。多くは嚥下機能が低下し、唾液のような口腔内分泌物とともに細菌が少量ずつ肺に侵入し発症しますが、胃から食道を逆流した胃液を誤嚥して発症するケースもあります。特に、脳血管障害やパーキンソン症候群、アルツハイマー型認知症の人は、嚥下障害があり、肺炎を起こしやすくなります。ただし、誤嚥性肺炎は、誤嚥をしたらすぐに発症するというものではありません。健常な人であれば吐き出したり（咳やむせ）、たとえ気管や肺に侵入しても全身の抵抗力、免疫力によって発症せず済みます。

　さて、誤嚥性肺炎の大きなリスク因子である誤嚥を防ぐにはいくつかの方法があります。訓練によって嚥下機能を高めることもありますし、食事姿勢を整えていくことも必要なことです。しかし、実際に口から食べる物を嚥下しやすい物にしていくことは最も重要なことといえます。嚥下能力が低下した人にとってとろみをつけた食事は「飲み込みやすい」ものとなります。

⇒嚥下機能が低下した人が口にする最も誤嚥しやすい形態は水

　また、嚥下機能が低下した人が口にするもので最も誤嚥しやすい形態は水です。口からのどを通過するスピードが速いため、気管に蓋をする前に水が通過してしまい、誤嚥してしまうリスクが高くなります。そこで、嚥下機能が低下した人の水分摂取にとろみ剤を使用することは妥当であると考えられます。

　しかし、一度誤嚥性肺炎になったからといって嚥下機能が低下している状態が続くとは言い切れません。その後、機能が正常に戻っており、誤嚥のリスクが減っている人もいますし、胃からの逆流で誤嚥していた人の嚥下機能は低下しているとは言い切れません。たしかに、水分にとろみ剤を使用するのは安全策ではありますが、使用する本人にとっては「美味しくない」「面倒くさい」などという不満もあります。このようなことを考えると、誤嚥性肺炎の既往のある人であっても現在の嚥下機能を正しく評価し、必要な人にはとろみ剤を使用するようにします。

（五島朋幸）

Answer → ✕ 誤りである

現在の嚥下機能を正しく評価し、必要な人にはとろみ剤を使用する

Q40

ゼラチンゼリーよりも寒天ゼリーのほうが飲み込みやすい

- ○ 正しい
- ▲ どちらでもない
- ✕ 誤りである

⇒ ゼリーによって飲み込みやすさは異なる

　ゼリーは嚥下に「よい」といわれていますが、スーパーや薬局などで売られているゼリーと、自宅で作るゼリーとでは、「飲み込みやすさ」が違います。ゼラチン、寒天などの固めるための物と元の液体の相性により飲み込みやすさの難易度に差が生じます。ここではゼリーの中で一番飲み込みがしやすいといわれるゼラチンゼリーと寒天ゼリーとで比較し説明したいと思います。

　ゼラチンと寒天は、どちらも水を入れて固めると、半透明で見た目は似ています。しかし、嚥下食という点でみると、両者は大きく異なります。ゼラチンゼリーは噛まなくても、舌で押しつぶすことができます。押しつぶしたものはのどをツルっと通過します。

　一方、寒天は舌で押しつぶすことは難しく、噛まないと飲みにくいのです。噛

んだものは細かくバラバラになり、ツルっと飲み込むことはできません。寒天は嚥下食の難易度としては米飯のような常食に近い形態であり、嚥下障害が重度の人への訓練では避けたほうが無難です。また、寒天は産地によりアルカリ金属イオンの含量が異なり、同じ量を用いても同じ粘度にならず、扱いにくい側面もあります。しかし、最近では寒天クック®など粘度のバラツキを改良した商品も出ています。

⇒ ゼラチンゼリーの長所はツルっとして、のどの残留物をきれいに掃除する働き

　寒天と比較したゼラチンゼリーの長所としては、ツルっとしていること、口やのどですべっている時、口やのどにあった食物の残留物を引き付けてきれいに掃除する働きがあります。短所としては、ゼラチンは温度によって形が変わります。温かい物の上にゼラチンゼリーを置いておくと、溶けて固体から液体に変化してしまうこともあるので注意が必要です。嚥下訓練をゼリーから開始する時は、寒天ではなくゼラチンを使用し、問題なければ嚥下食の形態を徐々に上げることが望ましいでしょう。

（御子神由紀子）

Answer → ✗ 誤りである

重度の嚥下障害でゼリーを使用する際はゼラチンゼリーから開始するのが望ましい

Q41

七味唐辛子や胡椒は嚥下障害に効果がある

- ● 正しい
- ▲ どちらでもない
- ✘ 誤りである

　唐辛子、胡椒は昔から香辛料として親しまれています。最近は嚥下障害を応援する食品としても注目を集めています。

　唐辛子はもともと中南米が原産地で、15世紀過ぎに世界各地に広がりました。九州の一部では唐辛子を「胡椒」と呼ぶこともあり、九州名産の「柚子胡椒」には「胡椒」ではなく、唐辛子が入っています。

⇨ **唐辛子、胡椒は嚥下を改善するサブスタンスPの放出効果がある**

　唐辛子の辛味成分であるカプサイシンにはサブスタンスPの放出を促進する作用があります（サブスタンスPの詳細は「Q20 誤嚥を軽減できる薬がある；p.43」を参照）。その結果、嚥下反射が改善することが期待できます。

　胡椒にもサブスタンスPの放出作用があり、口から摂取するだけではなく、匂いをかぐだけでも効果があります。そのため、口から食べるのが難しくても使うことができます。アロマオイルを扱っている店に行くと、黒胡椒精油も売られています。黒胡椒精油は誰にでも馴染みのある胡椒独特の香りがします。嚥下以

外の効能としては、刺激性のある香りで情熱とエネルギーを蘇らせるとされています。アロマバス、フットバス（足浴）で楽しみながら使用するのもお勧めです。なお、黒胡椒精油は肌に対する刺激が強いため、低濃度で注意して使用する必要があります。

　唐辛子、胡椒は嚥下の特効薬ではなく、あくまでも嚥下を応援する食品として利用者の好みを聞いて利用しましょう。

（御子神由紀子）

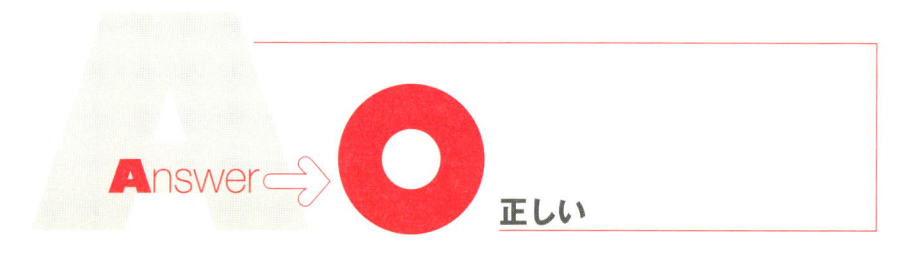

Answer → ◯ 正しい

唐辛子、胡椒はサブスタンスPの放出を介して嚥下反射を改善させることが期待できる

Q42

飲み込みが悪い時は お茶で流し込むとよい

- ○ 正しい
- ▲ どちらでもない
- ✕ 誤りである

　口から食べるという行為は、食べ物を噛んで、のどに送り込んで、飲み込む（食道に入れる）という動きです。口から食べられない時、そのどこかに問題が生じています。

⇒ 水や味噌汁は、飲み込みが悪い人にとって誤嚥の危険が高い

　飲み込みが悪い人にとって誤嚥の危険が高い食べ物は2つです。1つは水のように、サラサラしていて口からのど、食道まで素早く移動する物。もう1つは、味噌汁のように具と液体があり、のどを通過するスピードが異なる物です。

　さて、口の中に食べ物をため込んで、いつまでも飲み込めない人がいます。この時考えられることは以下の3つです。①しっかり噛むことができず、飲み込める形にならない、②飲み込める形にはなったものの、のど、食道まで送り込めない、③飲み込みが悪くていつまでも口に残っている。この中で、もし、ため込んでしまう理由が②であれば、お茶で流し込むというのは有効な対策かもしれません。しかし、①のように飲み込める形になっていないとか、③のように飲み込み

が悪い時、お茶で流し込んでしまうことはとても危険です。特に、飲み込みが悪い人にとっては、お茶と食べ物というのどを通過するスピードが異なる物を飲み込むことになるからです。

　認知症や口腔乾燥がある場合など、いつまでも噛んでいるけどなかなか飲み込まないケースはあります。そのような時、お茶を注ぎ込むことによってスムーズに飲み込みができる場合があります。これは、飲み込みがよいにもかかわらず、口の中で食べ物をまとめられなかったり、食べられる形になっているにもかかわらずのどに送り込む契機がなくなっているケースです。このような時はお茶で流し込むことは有効です。しかし、お茶だけ飲んでもむせてしまう人や、実際にお茶で流し込むとむせてしまうケースではお茶で流し込むことは危険です。しっかりと状態を見極めてやらなければなりません。

（五島朋幸）

Answer → ✗ 誤りである

飲み込みが悪い人にとっては、お茶と食べ物というのどを通過するスピードが異なるものを飲み込むのは大変危険である

Q43

誤嚥性肺炎で禁食になっている人でも薬は少量の水なら飲ませてよい

- ● 正しい
- ▲ どちらでもない
- ✕ 誤りである

⇒ **内服薬は、主治医と相談し可能であれば極力中止する**

　食事を止めるほどの誤嚥性肺炎であれば、嚥下能力は低いと考えられるので、薬の内服により誤嚥を起こす危険性があります。口から飲む薬は、主治医と相談し可能であれば極力中止にしたほうが無難です。

　内服以外には、①点滴、②貼り薬に代える、③坐薬に代える、④胃瘻や経鼻などの経管で投与する方法があります (表1)。

　経管に投与する時は薬剤師と相談し、薬を粉にしたり、簡易懸濁 (薬をつぶしたりせず、カプセルもしくは錠剤ごと約55℃のお湯に入れて溶かす方法) にします。

⇒ **内服がどうしても必要な時は**

　どうしても内服しかない場合、そして嚥下障害が軽い場合は、水ではなく、せ

[表1] 内服薬の変更方法

効果	変更前	変更後	変更点
喘息の薬	テグレトール® ユニフィル® など	ホクナリン® テープ	飲み薬から貼り薬
認知症の薬	アリセプト® など	リバスタッチ® パッチ	飲み薬から貼り薬
狭心症の薬	アイトロール® など	ニトロダーム®TTS® など	飲み薬から貼り薬
痛み止めの薬	ロキソニン® モービック® など	ロキソニン® テープ ボルタレン® 坐薬 など	飲み薬から貼り薬 もしくは坐薬

めてゼリーやとろみ水で飲む方法があります。薬をくるみ込むような服用ゼリーも市販されています。

(御子神由紀子)

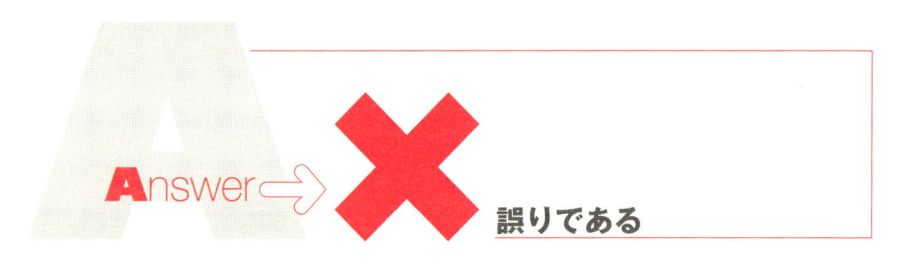

Answer → ✕ 誤りである

可能なら薬の口からの摂取は中止にする

Q44

飲み込みが悪い人には食事介助に１時間以上かかってもしかたがない

- ○ 正しい
- ▲ どちらでもない
- ✕ 誤りである

⇨ 疲労することで嚥下の効率は悪化する

　楽しく食事をしていて１時間以上、それはなんだかヨーロッパ風で素敵ですね。日本でも宴会の時は２時間コースです。晩酌しつつ、テレビも見ながら１時間以上でゆっくりという人もいるでしょう。

　しかし、介助がいるような嚥下障害の人で、嚥下の努力を続けての１時間、あるいは嚥下しては咳をして……の繰り返しの１時間は、かなり疲労します。疲労すれば嚥下の効率も悪化します。１時間以上かけての食事介助よりも、別の方法はないかを探ってみる必要がありそうです。

⇨ 長時間の食事介助の見直し方法とは

　まずは時間を短くして、１日の中の回数を多くするというのが常套手段です。３食の間におやつ、朝食前と夕食後にも何かを口にするという作戦です。

また、1時間以上かけている食事の内容を見直しましょう。もう少し食形態を工夫すれば、飲み込みがスムーズにできませんか？　難易度の高い物を食べるという練習目的以外にも、栄養を摂るという目的が食事にはありますので、食形態を少しやさしくして、まずは安全な嚥下を増やしましょう。

　また、「全部食べなければ」と思っているのであれば、一口あたりのカロリーの高いものを選べば、今まで100匙食べないといけなかったのが60匙で済むこともあります。水分は別の時にゼリー飲料などで補いましょう。

　食事の介助方法も見直した方がよいかもしれません。誤嚥や咳で間をおくのはむしろ重要ですが、「ごっくんができないから」と、ずっと待っていたりはしていませんか？　口やのどに物が残った時、それだけを嚥下するというのは、嚥下機能の低い人には難易度の高い項目です。次の一口を入れた方が（あるいは近づけた方が）、かえって飲み込みやすくなります。特に認知症の人では、ある程度のリズム感も重要です。

　最後に、どうしても時間がかかる場合、介助者の方もイライラせず過ごせるように、環境を整えましょう。自分も一緒に食べる、椅子を座りやすくする、ラジオや音楽を聴く、朗読や落語のCDを聞くなどして、快適に過ごしましょう。介助者がイライラするのは、必ず本人に何らかの悪影響を与えてしまうものです。

（藤谷順子）

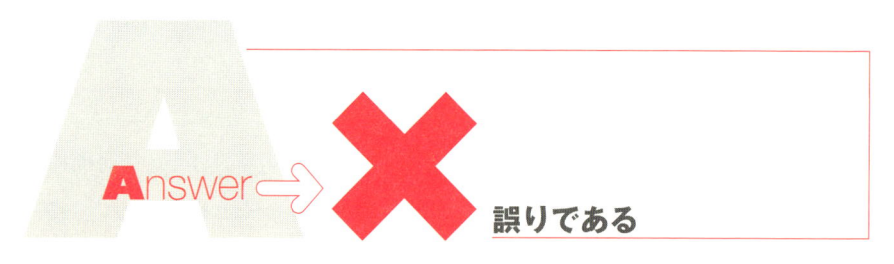

Answer → ✕　誤りである

長時間の食事で疲労すれば嚥下の効率も悪化するため、別の方法はないかを探ってみる必要がある

Q45

飲み物はコップから直接飲むよりストローのほうが誤嚥しにくい

- ● 正しい
- ▲ どちらでもない
- ✖ 誤りである

　人はストローで飲む時には、一般的に（図1）のように首を前に曲げています（前屈）。首を前屈すると、のどと気管に角度がついて、誤嚥しにくくなります。また、首の筋肉がリラックスして嚥下に有利に働きます。

　一方、ペットボトル、コップで飲む時には、首は後ろに（伸展）曲げられています（図2）。首を伸展すると咽頭と気管が直線になり、気管が開いて誤嚥しやすくなります。

⇨ **ストローのほうが嚥下には向いているが、欠点もあるので注意する**

　解剖学的にはストローのほうが嚥下には向いていますが、ストローにもいくつか欠点はあります。1つ目は、圧をかけてストローを吸うため、口を閉じることができないと上手く吸えないことです。吸えたとしても唇から液体が漏れてしまいます。2つ目の欠点は、口の中に入る量の調整が難しいことです。量が多いよ

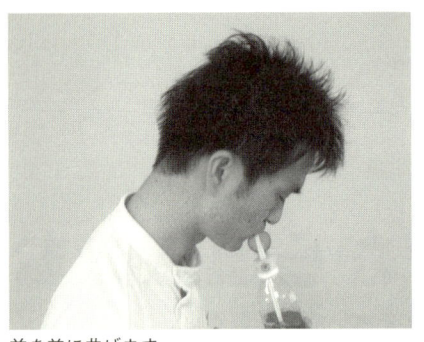

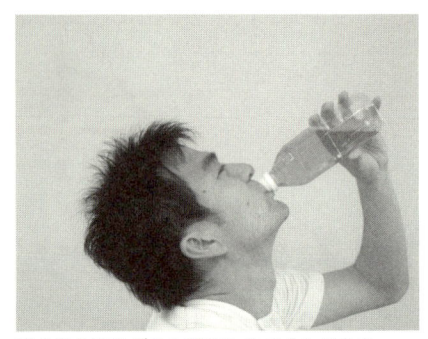

首を前に曲げます　　　　　　　　　　　首を後ろに曲げると誤嚥しやすくなります

[図1] ストローを使って飲む時　　　　　[図2] ストローなしで飲む時

うであればストローをつまんだりして減らす工夫が必要です。一口量が多いと水分の誤嚥が疑われる人であれば、コップやストローを使用せず、ティースプーンで一匙ごと口に運び、1回ごとに嚥下していくといった方法もあります。本人、介護者と相談して水分をとる方法を考えましょう。

(御子神由紀子)

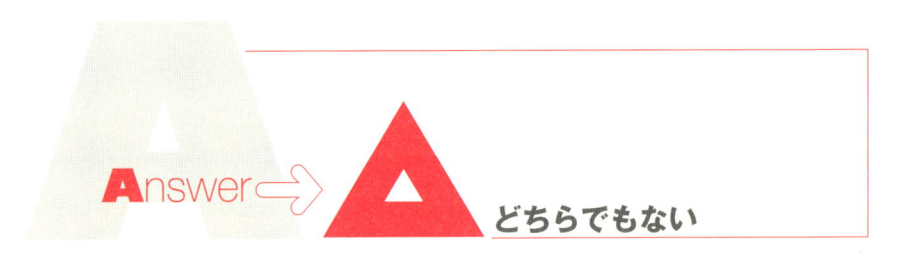

Answer → △ どちらでもない

ストローの一口量は人によっては増えることもあり、かえって危険なこともある

Part 3　食形態と食事

Q46

咀嚼中に食べこぼしがあるのは口唇閉鎖が十分でないからである

- ⭕ 正しい
- 🔺 どちらでもない
- ❌ 誤りである

　咀嚼時に食べこぼしがある場合は、口腔内保持力の低下、咀嚼時の口唇閉鎖が十分でないことが考えられます。また、自分で食べる際には、口に食事を運ぶ手と口の協調がうまくとれずに食べこぼすことがあります。

⇒口唇閉鎖が十分でない時は食形態にも注意する

　このように口唇閉鎖が十分でない時は、口腔内で保持しやすい食事（パラパラしないもの、流動性が低いもの）への変更を考えます。

　口唇閉鎖を促す訓練としては、口唇・舌の用手的マッサージや皮膚のアイスマッサージ、唇の体操などを行います。口唇閉鎖が低下すると、自立度の高い高齢者も窒息の危険が高まることを意識してケアしたほうがよいでしょう。

●参考文献
・新田國夫編著："口から食べる"を支える：在宅でみる摂食・嚥下障害，口腔ケア．p.29-31，南山堂，2010．
・藤島一郎：口から食べる嚥下障害 Q&A 第 4 版．p.156，中央法規出版，2011．

(新田國夫)

Answer → ○ 正しい

咀嚼中に食べこぼしがあるのは口唇閉鎖が十分でないからである

Q47

いつも軟らかい物を食べていると嚥下機能は向上しない

- ● 正しい
- ▲ どちらでもない
- ✗ 誤りである

⇒ 軟らかい物しか食べられない人ももちろんいるが…

　軟らかい物しか食べられず、それが最適といえる人ももちろんいます。しかし、以下のようなケースでは、必ずしもベストではありません。

　まず、嚥下機能の向上が期待できる時期にある人は、軟らかい物から開始しますが、いつまでも軟らかい物ばかりではなく、少しずつ咀嚼を必要とする物を加えていった方が咀嚼嚥下の練習になり、全体的な嚥下機能は向上します。

　すぐにタケノコのような硬い物や、シイタケのような噛み切りにくい物をお勧めしているのではありません。衣はパリパリしていても中身と口の中で混ざれば飲み込みやすいカニクリームコロッケや、大根の軟らかい煮物など、少しの咀嚼で飲み込みやすくできる物からメニューに加えていきましょう。その方が目先も変わり、刺激にもなって、嚥下機能が改善します。

一般的には、嚥下能力は嚥下の耐久性とも関連しますので、軟らかい物をたくさん食べられるようであれば、様子をみて軟らかい以外の物も試しましょう。

⇨ 軟らかい物が苦手で食の進まないケースもある

　反対に、軟らかい物はあまり食べないのに、実は少し歯ごたえがある物、表面のパリパリ感がある物の方が意欲がわいて食が進む人がいます。特に、認知症のある人、脳梗塞のような不可逆的な障害による嚥下障害ではなく、大きな病気の際に一度誤嚥性肺炎を起こして禁食になっての再開の人などでは、本当は軟らかい物以外も食べられるのに、軟らかい物を好まず、食べないことで、その先に進ませてもらえない人が隠れています。思い切って少しはっきりした食感の物も出してみましょう。意外にいけるかもしれません。それをきっかけに食べることが楽しくなるかもしれません。「軟らかい物」といって私たちが出している物の味やバリエーションの乏しさを我慢して全量食べてくれる人ばかりではないのです。それは単なるわがままではなく、「パリパリした物の方が刺激になる」とか、「視覚的にも食欲中枢を刺激する」「味も慣れ親しんでいる」などの理由があります。

　咀嚼というのは歯でかむことであり、上手に歯の間に食べ物を乗せるために、頬の筋肉や舌の筋肉は協調して働いています。その練習も重要なのです。嚥下できる物の幅が狭くても、上手に咀嚼できれば嚥下できる物の種類は多くなりますし、少しずつ嚥下できる物の幅を広げる練習にもなります。

（藤谷順子）

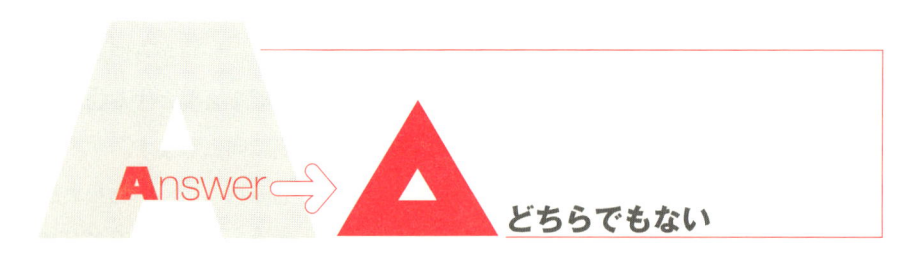

Answer → ▲ どちらでもない

人によって様子をみながら食材の幅を広げることも検討するとよい

Q48

前傾姿勢が
一番飲み込みやすい

- ● 正しい
- ▲ どちらでもない
- ✖ 誤りである

⇒ **教科書的には「頸部前屈位」がよいとされているが…**

「前傾姿勢」とはあまりにも漠然とした言い方ですので、「飲み込みやすい」とは即答できません。

よく教科書には「頸部前屈位がよい」と書いてあります。円背などがなく、普通の姿勢がとれる人では、顎を上げた姿勢よりは、軽くうなずくような姿勢のほうが飲み込みやすくなります。しかし、「顎を引いて飲んでください」といわれると、一生懸命顎を引いてしまうあまり、かえって飲み込みにくくなったりもします。少しうなずきながら（動かしながら）飲むほうが、自然にうまくいく場合もあります。

顎と胸の位置関係では、適度に頸部前屈をして顎が胸に近いほうが、喉頭が動きやすく、「ごっくん」という動きが出やすいものです。読者の皆さんも、今、ここで、「上を向いて」「正面で」「やや下を向いて」つばを飲み込んでみましょう。

⇨ 姿勢にはその他考慮すべき要素も多い

しかし、姿勢にはそのほかに食物の送り込みのしやすさ（リクライニング）や、気道への入りにくさ（リクライニング・側臥位）の観点や、咽頭収縮の左右差がある場合（横向き嚥下）もあります。また、もともと円背など胸椎や頸椎の変形のある場合には、今まで培ってきた代償方法というものもありますので、こちらの提案した方法がうまくいかない場合もあります。

ですから、「これがよいはず」と「指導」するのではなく、よく観察したうえで、「これを試してみて」と提案し、またさらに観察したり感想を尋ねるなどして、よりよい姿勢を見つけるようにしましょう。

（藤谷順子）

Answer → ▲ どちらでもない

人により前傾姿勢が必ずしもよいとは限らない。よく観察してよりよい姿勢を見つけることが大切

Q49

食事介助は真横から行うのがよい

- ○ 正しい
- ▲ どちらでもない
- ✕ 誤りである

　食事をする際に、介助摂取でも自立摂取においてもポジショニングは非常に重要です。食事中に少しずつ体幹が崩れてきたり、頭部が固定されておらず、最初のうちはまっすぐになっているのに徐々に上を見上げるような姿勢になってしまい、いつの間にか誤嚥をしやすい角度になってしまうことがあります。

⇨ **その人にとって負担がない姿勢を考慮したポジショニングが大切**

　その人にとってどの姿勢が負担なく姿勢を一定時間保持でき、かつ誤嚥しにくい姿勢かを考慮したポジショニングをしなければなりません。そのうえでその姿勢に合わせ介助者の位置を決めることが正しい考え方です。

　介助者は、介助される人と同じ目線の高さに合わせて座る必要があります。ですので目線の"高さ"としては「真横」というのは適していますが、介助者のいる方向に顔が向いてしまい、首が真正面ではなく左右どちらかに傾いてしまうため、首の向きとしてはあまりよいとはいえません[1]。頸部の位置が変化することにより、咽頭の解剖学的位置関係に変化が生じます。同様に食塊通過にも影響が生じ

てしまいます[2]。理想的には、首が上を向かないように同じ目線で、さらに対面するように介助者は正面に座るとよいでしょう。ただし、ベッド上座位では正面というわけにもいきません。介助者の位置によって飲み込みにくい方向に首が向くことのないよう配慮して位置を決めましょう。

●引用文献
1) 高齢者安心・安全ケア．13 (4)：14-19，2009．
2) 日本摂食・嚥下リハビリテーション学会医療検討委員会：訓練法のまとめ (改訂 2010)．日本摂食・嚥下リハビリテーション学会誌，14 (3)：656，2010．

(古賀ゆかり)

Answer → ✕ 誤りである

同じ目線で、さらに対面するように正面に座るのが理想的な介助姿勢である

Q50

食後は30分程度身体を起こしたほうがよい

- ● 正しい
- ▲ どちらでもない
- ✖ 誤りである

⇒ **高齢者は、食後に逆流性食道炎を起こすこともあるので注意する**

　高齢者の多くは胃の噴門部の締まりが悪く、食後に逆流性食道炎を起こすこともあります[1]。また、背中や腰が曲がっていることで胃が圧迫され、逆流が起こりやすくなります。

　逆流を防止するためには、食べたものが胃に入るまでの時間、最低でも30分程度は横にならず身体を起こしていたほうがよいでしょう。身体の角度は最低でも30度、できるだけ45〜60度に起こしてください[2]。胃に食物が入れば、誤嚥の防止にもなります。

　身体が不自由な場合でも、食後30分〜1時間くらいは上体を起こした座位でいたほうがよいでしょう。ただ、介護施設などでは、スタッフの数も限られ、食後すべての人を観察したり、体位を変えたりするのは難しいと思いますので、何らかの工夫をしながら対応したいものです。

●引用文献
1）新田國夫編著："口から食べる"を支える：在宅でみる摂食・嚥下障害, 口腔ケア. p.93, 南山堂, 2012.
2）藤島一郎：口から食べる嚥下障害Q&A 第4版. p.195, 中央法規出版, 2011.

（新田國夫）

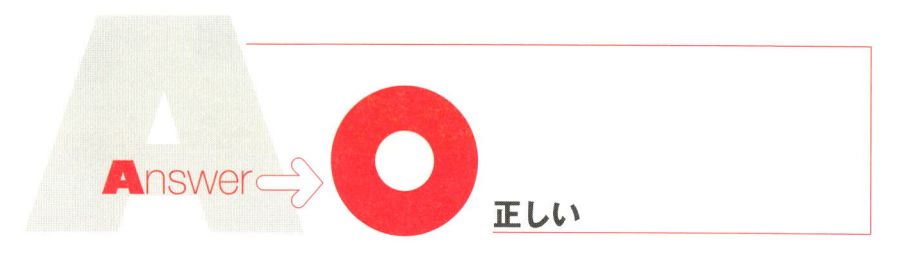

Answer → ◯ 正しい

食べたものの逆流を防止するために、食後30分程度は上体を起こしていたほうがよい

Q51

食事の前に顎のあたりを マッサージすると 飲み込みがよくなる

- ● 正しい
- ▲ どちらでもない
- ✖ 誤りである

⇒ **嚥下の準備運動として自力ではできない人には多少の効果が期待できる**

　普通の人では、顎のあたりをマッサージする程度では飲み込みは変化しません。しかし、麻痺が重くてしゃべることも食べることも少ない、中等度から重度の嚥下障害の人には、マッサージによる嚥下の賦活効果が若干は期待できます。

　よく「食前に嚥下体操」というのがありますね。自分で動かせる人は、マッサージよりも、頸をまわし、口を大きくあけ、頬と唇を動かし、舌も動かすという嚥下体操が、咀嚼や嚥下に必要な諸筋の準備運動に役立ちます。嚥下体操も自力ではできないような人の場合には、誰かがマッサージしてあげることは、それと同じような嚥下の準備運動の意味があります。

　マッサージの時に意識するのは次のポイントです。

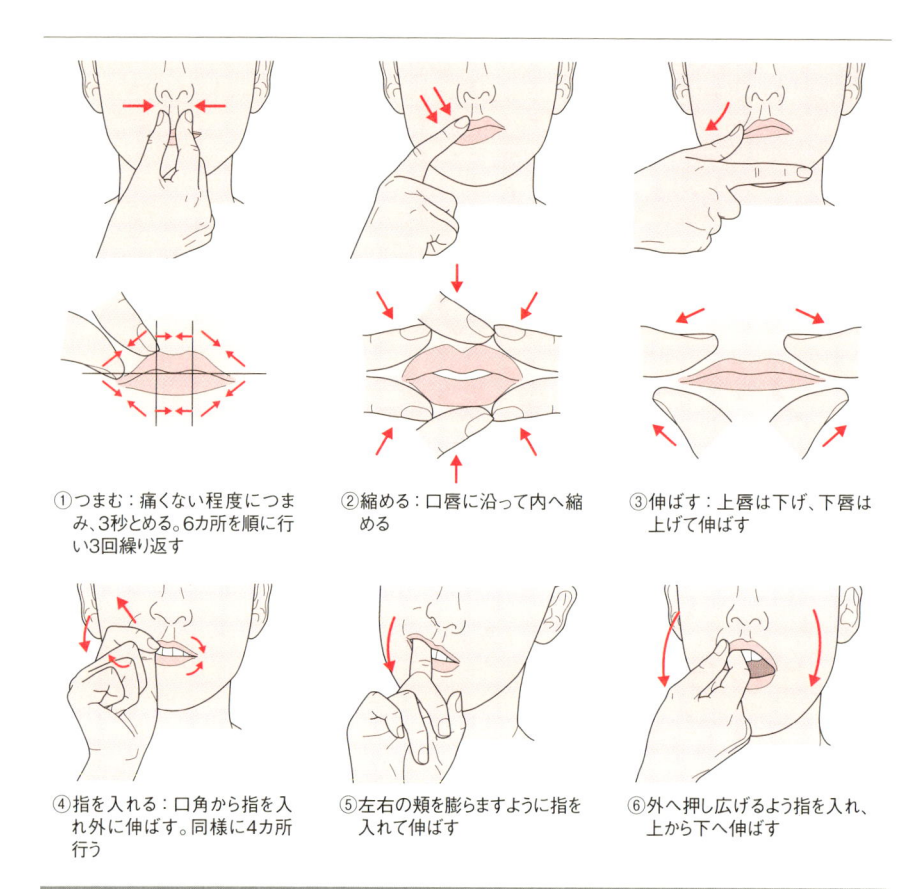

①つまむ：痛くない程度につまみ、3秒とめる。6カ所を順に行い3回繰り返す

②縮める：口唇に沿って内へ縮める

③伸ばす：上唇は下げ、下唇は上げて伸ばす

④指を入れる：口角から指を入れ外に伸ばす。同様に4カ所行う

⑤左右の頬を膨らますように指を入れて伸ばす

⑥外へ押し広げるよう指を入れ、上から下へ伸ばす

[図1] 頬・唇のマッサージ

①顎のすぐ裏側の両側：唾液腺がありますので唾液腺マッサージの効果があります（「Q68 唾液の分泌を促すには唾液腺のマッサージが有効である；p.153」参照）。

②顎の下の首：喉頭を動かしてあげましょう。上下は難しいので左右で結構です。

③上顎と下顎の表面（頬）：外側（耳に近いほう）からマッサージして動かしていってあげましょう。円を描くように。できれば唇をつまむ・引っ張るなどまでできるとよいですね（図1）。長いこと使っていない唇は少し短くなって

います。

（藤谷順子）

Answer → ▲ どちらでもない

中等度から重度の嚥下障害の人には嚥下の賦活効果が期待できる

Memo

Q52

むせた時は背中を叩いたほうがよい

- ● 正しい
- ▲ どちらでもない
- ✕ 誤りである

⇨ 背中を叩くことが喀出を助けることもある

　窒息した際、意識があり可能な場合には腹部突き上げ法（ハイムリッヒ法）を行い、それができない症例や、小児には背部叩打法を行うとされています。これらの方法により、窒息物の除去をはかるのです。しかし窒息でもう意識がない時には普通の心肺蘇生法を優先して行うことになっています。背部叩打法では、左右の肩甲骨の間を手の基部のスナップを効かせて、パコっと叩いて気道異物の排除を促します。

　さて、「むせた時」というのは、完全に「窒息した時」とは限らず、気道に食物や水が入って咳反射が出て咳をしている時です。咳が弱くて出しにくい場合に上手に背部を叩いてもらうことが喀出の助けになる場合もあるでしょうが、咳のタイミングと合わずにやみくもに叩かれても痛いばかりです。嫌がる人もいます。そのあたりに配慮して、元気な者同士で背中の叩き方を練習しましょう。そして、本人の咳が出しやすいように支援しましょう。咳のあと、疲れた背中や肩をさす

ってあげるのもよいと思います。

（藤谷順子）

Answer → 〇 正しい

上手に背部を叩くことで咳が出しやすくなり、喀出の助けになる

Part 4
口腔ケア・義歯

嚥下障害・肺炎の基礎知識

誤嚥のアセスメント

食形態と援助

Q 53-66

リハビリテーション

在宅サービスの利用

Q53

口から食べていない人には歯磨きは必要ない

- ○ 正しい
- ▲ どちらでもない
- ✕ 誤りである

⇨ 口腔内には肺炎の起炎菌など多くの細菌が存在する

　歯磨きおよび口腔ケアは、口腔内に残った食べかすを除去するためだけに行うわけではありません。もちろん、むし歯や歯周病予防のためでもありますが、口から食べていない人にとっては、それよりもっと重要な意味があります。

　口腔内には多くの細菌が存在し、肺炎の起炎菌も多く存在します。また、口から食べていない場合、口腔内が乾燥していることも多く、痰や剥離上皮が粘膜に張り付いていることもあります。それらを除去することが肺炎予防や QOL の向上にもつながります。

⇨ 口から食べていない人こそ、歯磨き、口腔ケアは重要

　口から食べている場合は、口をよく動かすことにより唾液が分泌され、口腔内が潤い汚れの付着も少なくなります。しかし、口から食べてないとその自浄作用が低下してしまうため、そういった人たちこそしっかりした歯磨きや口腔ケアの徹底が重要になってきます（「Q14 口から食べていない人でも誤嚥性肺炎になる；

p.31」を参照)。

(古賀ゆかり)

Answer → ✕ 誤りである

口から食べていない場合、口腔内が乾燥していることも多く痰や剥離上皮が粘膜に張り付いていることもあり、それらを除去することで肺炎予防やQOLの向上にもつながる

Q54

口腔ケアの実施によって嚥下機能が改善する

- ○ 正しい
- △ どちらでもない
- ✘ 誤りである

⇨ **口腔ケアの目的は口から食べるという機能を活性化すること**

　口腔ケアは口の中を「きれいにすること」のみが目的ではありません。口から食べるという機能を活性化することが目標です。口腔ケアには、①口腔内の細菌の除去、②口腔周囲組織の刺激、さらに、③ケアの側面があります。正しく理解することで口腔ケアは介護の現場で有意義なものとなるでしょう。

　さて、口腔ケアではどのようなことを実施していくのでしょうか。歯や歯肉のブラッシングだけではなく口腔周囲組織（頬や舌、のど、肩）のストレッチ、マッサージなどを施していきます。実は、このような口腔ケアにより口腔周囲組織が刺激されると神経伝達物質であるサブスタンスＰが増加します[1]。この物質はのどや気管の神経に蓄えられており、正常な嚥下を促し、誤嚥を防ぐ咳反射に関与します。つまり、口腔ケアを実施することによってサブスタンスＰが増加し、そのことにより嚥下機能が改善します。

　肺炎は、日本人の死因の上位を占めます。肺炎による死亡者の多くは高齢者で

あり、高齢者の肺炎の多くが誤嚥性肺炎であるということがわかっています。つまり、現代日本では高齢者の誤嚥性肺炎が増加しているということです。

⇨ 口腔ケアによって嚥下機能が向上し誤嚥予防につながる

　口腔ケアには誤嚥性肺炎予防効果があります。しかし、残念ながら口腔ケアによって細菌を除去することだけが肺炎予防の因子であると誤解されています。もちろん細菌除去も重要ですが、口腔ケアによって嚥下機能が向上し、誤嚥が予防されることはそれよりもさらに重要な因子であると考えられています。

　現場では、口腔ケアと口腔消毒を混同し、洗口液によるうがいだけが実施されていることもあります。口腔ケアとは口の中をきれいにすることではなく、しっかりと口腔周囲を刺激し、サブスタンスPを増加させ、嚥下機能を向上させるとともに口腔内細菌を除去していくという行為なのです。

●引用文献
1) Yoshino A, et al.：Daily oral care and risk factors for pneumonia among elderly nursing home patients. JAMA, 286：2235-2236, 2001.

（五島朋幸）

Answer⇨ ○ 正しい

口腔ケアによりサブスタンスPが増加し、嚥下機能が改善する

Q55

寝る前に口腔内を清潔にしないと誤嚥性肺炎になりやすい

- ● 正しい
- ▲ どちらでもない
- ✕ 誤りである

⇒ 誤嚥性肺炎予防に口腔内の清潔が有効なことは明らかだが…

　口腔内を清潔にすることが誤嚥性肺炎を予防することは、すでに明らかとなっています。

　「Q56 1日1回歯磨きとうがいをすれば口腔内の最低限の清潔は保てる：p.127」でも述べますが、「毎食後の歯のブラッシング」「1日1回の義歯の洗浄」「週に1回の専門家による口腔ケア」が肺炎予防に勧められています。これらのケアは肺炎の発症・肺炎による死亡を抑え、口腔内病原菌を減らし、嚥下に関係するサブスタンスPを血液内に増やします。

　ただし、「寝る前がよいのか？」についてはよくわかっていません。従来の研究は、高齢者施設や療養型病院で行われています。歯科衛生士が昼間に来て専門的口腔ケアをするというような環境です。わざわざ「昼間に1回」と「寝る前に1回」

を比較した研究は今までにありません。

　ですがそれは、"誰も研究していない"というだけです。寝る前に人手をかける研究は施設では実施しにくいのです。普通に考えると、夜間に生じる誤嚥は多いと思われますから、同じ1回の丁寧なケアを行うのであれば、夜に実施する方が次の朝までの長い「誤嚥するかもしれない時間」を、少しはよい状態で過ごすことができると推測できます。

⇒ **口腔ケアの効果はさまざま。まめなケアを行おう**

　もちろん、毎食後に口腔内に残っている食物残渣をとることも、原因をもとから絶つうえでは重要ですし、朝、口腔ケアをすることには、さわやかさや口腔ケアの際のうがいで夜間の分泌物を一緒に出してしまうなど、それなりの効果もあります。

　口腔ケアは、単に、口腔内の細菌を減らして誤嚥した際の肺炎になりやすさを予防するだけでなく、口腔内を電動ブラシなどで刺激すること自体が嚥下のよい訓練になるという可能性を示す研究結果も出ています。ともかく、まめに口腔ケアをしましょう。そして、1日1回はできるだけ徹底的なケアを行いましょう。

（藤谷順子）

Answer → ▲ どちらでもない

誤嚥性肺炎の予防に口腔ケアは大きな意味をもつが、「寝る前」がよいかどうかの研究は行われていない

Q56

1日1回歯磨きとうがいをすれば口腔内の最低限の清潔は保てる

- 〇 正しい
- △ どちらでもない
- × 誤りである

⇨ 口腔ケアの省略化は多くの人の願い

　口腔ケアは面倒なのでできるだけ省力化したい、必要な最低ラインを知りたいというのは多くの人の願いです。いくつかの研究があります。

　国立長寿医療研究センターの研究では、1日1回の口腔ケアで口腔内の清潔が保たれるという研究結果が発表されています。しかしその内容は、表1に示すように、1日5分間の、けっこうしっかりとした内容です。また、含みうがい（ぶくぶくうがい）のできる人が対象となっています。

　一方、過去の5つの研究の成果をまとめた海外論文によると、「毎食後の歯のブラッシング、1日1回の義歯の洗浄、週に1回の専門家による口腔ケア」が肺炎予防にはお勧めであるとなっています。

　また、最近、「スポンジブラシ」「口腔用ウェットティッシュ」「カテーテルで水

[表1] 口腔ケアシステム（国立長寿医療センター病院）
○適応：含みうがいのできる人たち
○1日1回5分間

1）口腔ケアスポンジ	1分	口腔粘膜・歯肉のバイオフィルムを破壊し，細菌を遊離させる
2）舌ブラシ	30秒	舌苔を除去し，細菌を遊離させる
3）電動歯ブラシ	2.5分	歯面のバイオフィルムを破壊し，細菌を遊離させる
4）含漱	1分	遊離した細菌を口腔外に排出する

（角保徳，他．国立長寿医療センター病院：口腔ケアシステム．2005．より作成）

を入れて洗浄する」方法のどれが最も汚れをとるかという研究も報告されました。健常者で、食後4時間の口の中の細菌数を測っておいて、この3方法を実施してもらい、比較する研究です。その結果では、口腔用ウェットティッシュが最も細菌を除去することがわかりました。しかしこの研究では、健常者が、「自分で」拭っており、また、普通の人の食後4時間であって、口の中がひどく汚い人ではありません。介助者が上手に拭うことは難しく、舌苔などがある場合には舌ブラシなどが必要でしょう。とはいえ、大いに参考になる結果ですし、口腔用ウェットティッシュでの口腔ケアはどこでも行えるので便利ですね。

（藤谷順子）

Answer → どちらでもない

口腔ケア省略化の研究はあるが、対象者の特性に応じて考える必要がある

Q57

歯がない人は
うがいだけでよい

- ● 正しい
- ▲ どちらでもない
- ✖ 誤りである

➡ 歯の有無にかかわらず誤嚥性肺炎は発症する

　誤嚥性肺炎の原因菌と注目されているのはグラム陰性の嫌気性桿菌というものです。この菌の多くが歯周病菌であることから、口腔内の細菌と誤嚥性肺炎との関連が強いことは間違いありません。さて、歯のある人、ない人ではどちらに歯周病菌が多いでしょうか。これは疑いようもなく歯のある人です。歯のない人は歯周病になりません。したがって、歯のない人よりも歯のある人が誤嚥性肺炎を起こしやすいと考えられます。しかし、調査の結果、誤嚥性肺炎の発症の頻度に歯の有無による相違はありませんでした[1]。つまり、歯の有無にかかわらず誤嚥性肺炎は発症するし、誤嚥性肺炎予防効果のある口腔ケアは必要であるということです。

　さて口腔ケアの本来の目的は、口をきれいにすることではなく、口から食べるという機能を活性化することです。したがって、歯の有無に関係なく、ブラッシング、ストレッチ、マッサージなどしっかりと口腔周囲組織を刺激することが必

要不可欠です。

　また、口腔ケアのもう一つの側面である口腔細菌の除去も忘れてはなりません。口腔内で細菌はバイオフィルムを形成して存在します。バイオフィルムとは、複数の細菌が固まり、ネバネバした膜で包まれているもので、台所の三角コーナーのヌルヌルした感じがまさにそうです。口腔内では歯や粘膜に強固に付着しています。このバイオフィルムは軽くこすったり、洗口液でうがいをしたり、抗菌剤では除去できず、ブラシでしっかりこすって除去しなくてはなりません。粘膜に形成されるバイオフィルムで最も有名なものが舌苔です。

⇨ 歯がない人の口腔機能、咀嚼機能は低下している

　要介護高齢者で歯がない人の口腔機能は低下しており、咀嚼機能も低下しています。咀嚼運動が乏しいために唾液分泌が低下し、結果として口腔乾燥の人が多くみられます。このような状態の人の多くは粘膜面にバイオフィルムが形成されています。したがって、歯がない人にもしっかりとブラシを使った口腔ケアが必要になります。

●引用文献
1）吉田光由，他：歯がない人にも口腔ケアは心要か？：「口腔ケアによる高齢者の肺炎予防」2年間の追跡調査結果から．日本老年医学会雑誌，38：481-483，2001．

（五島朋幸）

Answer → ✗ 誤りである

歯がない人でも、誤嚥性肺炎予防効果のある口腔ケアは必要である

Q58

食事の前に うがいをするとよい

- ● 正しい
- ▲ どちらでもない
- ✖ 誤りである

⇨ うがいだけでは口腔内の汚れは除去できない

　食事中の誤嚥を考慮した際に、食前のうがいは、口腔内異物や大きな食物残渣をある程度除去することができるため、誤嚥性肺炎のリスク低下に多少効果があると考えられます。しかし、うがいだけでは口腔内の汚れの除去効果は低く、機械的な清掃（ブラッシングや清拭）を併用しなければあまり効果がありません[1]。

　さらに、うがいによって口腔内が湿潤することで、嚥下もしやすくなります。ただし、これは「うがいができる」ことが大前提になります。なぜなら、脳血管疾患の後遺症やその他の疾患などで嚥下障害がある場合では、うがいの水を誤嚥してしまう人もいます。これでは本末転倒です。また、認知症によって「うがいをしてください」が理解できず、飲み込んでしまうこともあります。

　うがいが上手にできない人は食事の前のうがいではなく、機械的清掃後にスポンジブラシやガーゼを使用し、汚れを口腔内から取り除くような口腔ケアをするとよいでしょう。食後も同様にうがいや口腔ケアをすることで、食物残渣の誤嚥

予防や口腔内細菌の増加防止に効果があります。

●参考文献
・岸本裕充編著：成果の上がる口腔ケア．p.10-11．医学書院，2011．
・石川昭，他：社会福祉施設等入所者口腔内状態改善研究モデル事業報告．浜松市保健福祉総括室，健康増進課口腔保健医療センター，1999．

（古賀ゆかり）

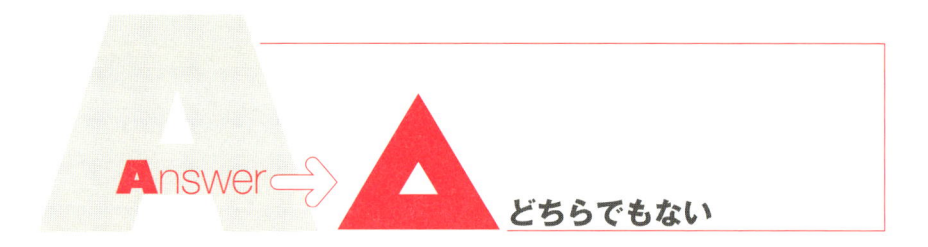

Answer → △ どちらでもない

食前のうがいは、誤嚥性肺炎のリスク低下に多少効果があると考えられるが、うがいだけでは口腔内の汚れの除去効果は低く機械的な清掃を併用しなければあまり効果がない

Q59

口腔ケアは1日1回でもよい

- ● 正しい
- ▲ どちらでもない
- ✕ 誤りである

⇨ 1日のうちで最も口腔内の細菌数が多いのは朝起きた直後

　口腔内の細菌数は、時間によって異なります。就寝中に徐々に増加し、朝起きた直後が一番多くなります。その後、唾液や食事などの自浄作用により、細菌数は減りますが、食後再び増加してしまいます。

　口腔ケアは介入する回数が多いほど効果はありますが、だからといって1日に何度も実施することは現実的には難しく、介護される側にとっても介護者にとっても負担を伴います。基本的には、毎食後と就寝前に行うことが勧められます。ただし、介護者の都合上それが難しい場合は、最低でも1日1回は実施してください[1]（「Q56 1日1回歯磨きとうがいをすれば口腔内の最低限の清潔は保てる；p.127」を参照）。また、定期的な歯科医師や歯科衛生士による専門的口腔ケアと並行するとよいでしょう。

●引用・参考文献
1）渡邉裕編：口腔ケアの疑問解決Q&A. p.20-21, 学研メディカル秀潤社, 2011.
2）菊谷武：図解　介護のための口腔ケア. p.66-67, 講談社, 2008.

3）米山武義,他：要介護高齢者に対する口腔衛生の誤嚥性肺炎予防効果に関する研究. 日本歯科医学会誌, 20：58-68, 2001.
4）田巻元子：要介護者に対する専門的口腔ケアの介入頻度による効果. 新潟歯学会誌, 36（1）：81-83, 2006.

（古賀ゆかり）

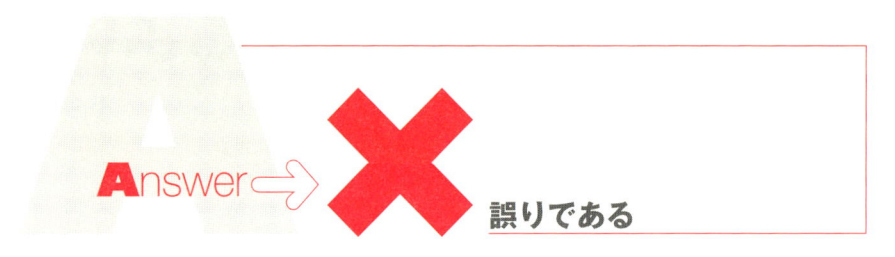

Answer → ✗ 誤りである

基本的には、回数が多いほど効果はあるが、それが難しい場合は、最低でも1日1回は実施する

Q60

義歯を入れれば嚥下障害は改善する

- ● 正しい
- ▲ どちらでもない
- ✕ 誤りである

　「Q9 歯がたくさんあると誤嚥しない：p.21」でもふれましたが、歯がたくさんある、義歯が入っているというだけでは、誤嚥防止にはなりません。そこに顎や舌の協調運動による食塊形成および正常な咽頭期・食道期の機能があることによって、初めて正常な嚥下機能が成立します。

⇒ **義歯によって咀嚼能率の改善が望める場合もある**

　そのため、義歯を入れさえすれば嚥下障害が改善するというわけではありませんが、咀嚼能率の改善が望める場合もあります。また、上顎の総義歯を装着することにより、準備期と口腔期の所要時間が短縮するという報告[1]もあり、その点においては義歯は嚥下機能改善に効果があるといえます。

　また、上顎に舌接触補助床（Palatal Augmentation Prosthesis：PAP）という装置をはめることで、口腔期の改善[2]や、舌機能を補い嚥下機能や発音障害の改善にもつながるという報告もあり、保険治療でも認められています[3]。

●引用文献
1) 古屋純一:全部床義歯装着が高齢無歯顎者の嚥下機能に及ぼす影響. 口腔病学会雑誌, 66(4):361-369, 1999.
2) 植松宏, 他:舌接触補助床を用いた口腔機能リハビリテーションシステムの構築. 日本歯科医学会誌, 29:67-71, 2010.
3) 日本老年歯科医学会, 他編:摂食・嚥下障害, 構音障害に対する舌接触補助床(PAP)の診療ガイドライン. 2011.

(古賀ゆかり)

Answer→ どちらでもない

義歯を入れると嚥下機能改善に効果があるが、顎や舌の協調運動および正常な咽頭期・食道期の機能がないと正常な嚥下機能は成立しない

Q61

義歯は食事しない時には外してよい

- ○ 正しい
- ▲ どちらでもない
- ✖ 誤りである

　義歯は、1本だけ歯が抜けてしまったようなケースのものから、自分の歯が1本もない状態で使用する総義歯のようなものまで数多くの種類があります。また、その義歯自体の適合がよい時と、ガタついてしまっているような時では条件は異なります。ここではまず、清潔に使用されており、適合がよく、使用するのに不自由がないと仮定して話を進めましょう。

　小さい義歯（1～数本分）であれば食事の時だけ使用し、その他の時は外しておいても何の影響もありません。問題は大きな義歯で、その義歯を外してしまうと歯と歯が噛み合うところがなくなってしまうようなケースです。総義歯などがまさにそうです。

⇒ **義歯は咀嚼のためだけでなく嚥下を補助する役割もある**

　義歯は咀嚼のための道具と考えられがちですが、その役割は決してそれだけではありません。実は嚥下にも必要なものなのです。食べ物を口からのどへ送り込む時、重要な動きをするのは舌です。この動きは歯と歯が噛み合っている時に最

も安定します。例えば、水を飲み込む時、口を開けて飲むよりも噛んだ時のほうが飲み込みやすくなります。ある実験で、総義歯を装着していた時と外した時の水の飲み込み具合を調査したところ、外していると誤嚥のリスクが高いことが証明されています[1]。つまり、義歯は嚥下を補助するものでもあるのです。

⇒義歯は食事の時以外も日常的に入れておかなければならないもの

さて、咀嚼、嚥下機能が必要とされるのは食事だけではありません。唾液の分泌は、高齢者では低下するといわれていますが、それでも相当量が分泌されており、人はこれらを嚥下する必要があります。つまり、日常的に嚥下機能は必要なのです。

また、大きな義歯を外し、噛み合わせがなくなることで顎関節にも悪影響を及ぼします。顎が外れやすくなったり、関節が痛んだり、口が開きづらくなることもあります。義歯を用いて常時適切な噛み合わせを保っておくことが必要です。

●引用文献
1) Yoshikawa M, et al.: Influence of aging and denture use on liquid swallowing in healthy dentulous and edentulous older people. J Am Geriatr Soc, 54(3): 444-449, 2006.

(五島朋幸)

Answer→ ✕ 誤りである

義歯は咀嚼だけでなく唾液の嚥下にも必要なものなので、日常的に入れておく

Q62

義歯を入れずに食事ができる人はそのまま義歯を入れなくてよい

- ⭕ 正しい
- 🔺 どちらでもない
- ❌ 誤りである

⇨ 咀嚼では口の中の状況を感知できることが必要

　義歯の役目は、食物を噛む（噛み切る・すりつぶす）ことです。しかし、包丁を持っていても目をつぶっていては物が切れないように、噛む時にも、口の中で食物がどうなっているのかを感知することが必要です。舌・口腔粘膜・歯槽提(しそうてい)、歯の表面にも感覚があり、私たちはどの程度硬いか軟らかいか、大きいか砕けているかなどを感知しつつ、必要なだけ噛んでいるのです。そして、つぶすべき食物を白歯の間に持ってきたり、つぶせた食物を運び出したりするのは、舌や、頬の筋肉の仕事です。

　義歯を入れると、やむを得ないことながら、人工物で感覚のある表面が覆われてしまいます。口の中の感知が悪くなるため、「義歯がないほうが食べやすい」と言う人もいます。そうした人は、鋭利ではない歯槽堤で食べ物をつぶしたり切っ

たりしています。口の中の感覚があり、頬や舌の筋肉がよく動く場合には、それでも大丈夫なことが多く、「義歯を入れずに食事ができる人」がいるのです。

⇒ 義歯の役割はそれだけではない

しかし、歯（義歯）の役割は食物を嚙むことだけではありません。私たちは、咀嚼のいらない水を飲む時でも顎を嚙み合わせて圧をかけ、「ごっくん」と飲んでいます。顎を開いたままでは飲みにくいものです。「嚙み合わせ」は嚥下にも重要なのです。また、歯がなく、義歯も入れないと、歯槽堤もやせてきますし、「口腔全体で食べ物を後ろに送り込む」ということがしにくくなります。

ですから、義歯を入れない理由が「合わないので痛い」など解決可能なものであれば義歯を直し、感覚のずれについては練習して義歯での食事を目指すことをおすすめします。また、食事は義歯なしでも、それ以外の時には義歯をはめておいたほうが、しゃべることや顎の萎縮予防にはプラスになります。

(藤谷順子)

Answer → ✕ 誤りである

義歯を入れないと歯槽堤がやせ、顎の萎縮につながる

Q63

口腔内細菌の除去には ブラシより消毒薬のほうが 有効である

- ● 正しい
- ▲ どちらでもない
- ✗ 誤りである

⇒バイオフィルムを形成した細菌除去は口腔ケアの重要な役割の1つ

　口腔内の細菌は浮遊しながら存在するものとバイオフィルムを形成して存在するものがあります。浮遊している細菌は害性も弱く、簡単に除去できるため大きな問題になることはありません。一方、バイオフィルムを形成した細菌除去は口腔ケアの目的の中でも重要な因子です。

　さて、バイオフィルムとは何か。それは複数種の細菌が絡み合い、さらにぬめりのある層でコーティングされている状態です。シンクの水垢などはまさにバイオフィルムであり、歯に付着したバイオフィルムはプラーク（歯垢）と呼ばれます。バイオフィルムが形成されると、その中で細菌は増加し、時々細菌を放出します。さらに、ぬめりの層でコーティングされているのでバイオフィルム内には抗菌剤などの薬剤は侵入できず、消毒薬や各種洗口液の効果はほとんどありません。

⇒バイオフィルムは軽くこすってうがいをしただけでは破壊できない

　バイオフィルムを破壊していくにはどうするのか。それはしっかりブラッシングをして物理的に壊して洗い流すしかないのです。例えば、台所の三角コーナーのぬめりもバイオフィルムですが、水洗いをしながら軽くこするだけではきれいになりません。洗剤を使ったりしながらしっかりこすることでようやくきれいになります。もちろん口腔内のバイオフィルムも同様です。軽くこすってうがいをしただけでは不十分です。しっかりこすらなければ除去できません。現在のところそれ以外の方法はありません。

　各種洗口液などには薬効を謳うものもありますが、バイオフィルムが形成されてしまうと無意味です。しかし、しっかりとバイオフィルムを除去した状態で日常的に使用することでバイオフィルムの形成を抑制する効果はあります。

　以上のことから、口腔ケアでは、ブラシでしっかりこすることでバイオフィルムを破壊して洗い流すことが必須であり、バイオフィルムの形成を抑制するために薬効のある洗口液を併用することも有効であると考えてください。

（五島朋幸）

Answer → ✕ 誤りである

口腔内細菌の除去はブラシでしっかりこすることでバイオフィルムを破壊して洗い流すことが大切である

Q64

口腔ケアで使用するスポンジブラシは水をよく含ませたほうがよい

- ● 正しい
- ▲ どちらでもない
- ✕ 誤りである

　介助者による口腔ケアを必要とする要介護者は、口腔内が乾燥していることがよくあります。口を開けっ放しの状態が長時間続き乾燥することもあれば、さまざまな服用薬が原因で乾燥することもあり、理由は人によって異なります。

　乾燥したままの状態で口腔ケアを行うと、唇が切れてしまったり乾燥して付着した硬い汚れの除去は難しくなります。まず、スポンジブラシや保湿剤を使用して先に保湿しなければなりません。保湿して汚れを柔らかくすることで、除去しやすくします。

　では、その保湿の際のスポンジブラシはたくさん水を含ませたほうがよいのでしょうか。それは、間違っています。スポンジブラシにたくさん水を含ませると、口の中で使用した時にその水分が染み出てのどに垂れ込んでしまうことがあり、嚥下機能が低下している人にとっては、とても危険な行為です。

⇒ **スポンジブラシは水分を含ませた後に、余分な水分をしっかり絞る**

　スポンジブラシは水分を含ませた後に、余分な水分をしっかりガーゼなどを使い絞らなければなりません。当然水分が少ないので、一度で十分な保湿はできませんが、それを数回行うことで少しずつ潤ってきます。

　保湿剤を使用する場合もやはり必要以上に多く塗布するのではなく、のどに垂れ込まない程度の量にとどめるよう、注意が必要です。吸引しながらの口腔ケアもケア中の誤嚥予防に効果があります。また、近頃は便利な道具がたくさん出てきており、吸引付きスポンジブラシや吸引付き歯ブラシもあるので、そういった道具を併用するのもよいでしょう。さらにケア中の誤嚥予防としては、姿勢に注意する必要があります。のどに水が垂れ込みにくい姿勢で行い、さらに吸引を併用するとより安全です（姿勢については「Q66 寝たきりの人の口腔ケアは、そのままの姿勢で行ってよい；p.147」を参照）。

●参考文献
・渡邉裕編：口腔ケアの疑問解決 Q&A．p.25-27，学研メディカル秀潤社，2011．
・菊谷武：図解 介護のための口腔ケア．p.70-71，講談社，2008．

（古賀ゆかり）

Answer → ✕ 誤りである

スポンジブラシに含ませた水がのどに垂れ込んでしまうことがあり、嚥下機能が低下している人にとっては、危険である

Q65

口腔乾燥がある人には保湿剤が有効である

- ○ 正しい
- ▲ どちらでもない
- ✖ 誤りである

⇨ **口腔乾燥はむし歯や歯周病の進行、味覚障害、口臭、摂食・嚥下障害などを引き起こす**

　口腔乾燥は、口の唾液量が減少し乾燥した状態です。シェーグレン症候群、糖尿病や腎臓病のような全身的な疾患に起因するものもありますが、食生活、喫煙、精神的なストレス、加齢、薬の副作用、脱水、住環境、摂食機能の低下などさまざまな因子が関与することがあります。健康な人は1日に約1,500mLの唾液を分泌しますが、ドライマウスが重度化すると、その10分の1ほどの分泌量になってしまいます。

　なぜ口腔乾燥が怖いのか。唾液は単なる液体ではなく、抗菌作用、粘膜保護・修復作用など大変重要な役割をもちます。その唾液が減少してしまうことにより、むし歯や歯周病の進行、味覚障害、口臭、摂食・嚥下障害、感染症の発症などが引き起こされてしまうのです。

⇨ 保湿剤は正しく使用しないとかえって乾燥状態をひどくする

　このように恐ろしい口腔乾燥に対する基本は原因を除去することです。全身的な疾患のコントロール、生活の改善、ストレスの解消、薬剤処方の再考、水分摂取量の調整、住環境の改善やしっかりと咀嚼できる口腔環境にしていくなど、原因除去を優先して行います。

　しかし、口腔乾燥の原因も単純ではなく、多因子によって生じているケースや原因を除去できないケース、さらには、原因除去しても即時的には効果が出ないケースも多くあります。このような時には保湿剤を対症的に用いていきます。

　ところが、口腔乾燥の人に保湿剤を用いさえすれば問題解決するかというとそう単純な話ではありません。実は、正しい使用法でなければかえって乾燥状態をひどくし、口腔内を汚染することもあります。残念ながらそのような現場を多くみます。口腔乾燥の人に保湿剤を用いて放置すると、保湿剤自体が乾燥し、硬化してしまいます。しっかり口腔ケアを施し、硬化した保湿剤もしっかり除去し、清潔な状態で少量の保湿剤を口腔全体に伸ばすようにして使用します。

　口腔乾燥のある人には、しっかりと原因除去を行います。そのうえで適切に保湿剤を使用することは有効です。

（五島朋幸）

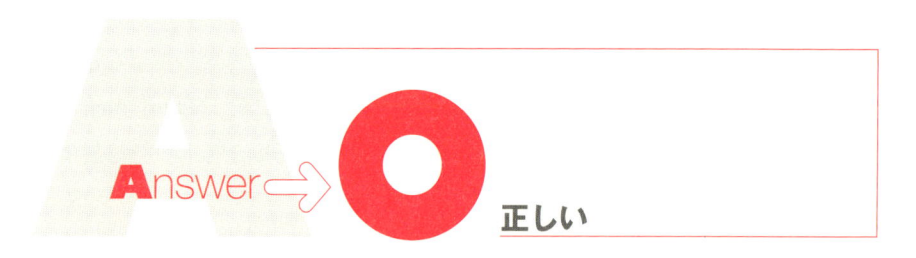

Answer → ○ 正しい

口腔ケアを施し、清潔な状態で保湿剤を使用すれば有効である

Q66

寝たきりの人の口腔ケアは、そのままの姿勢で行ってよい

- ◯ 正しい
- ▲ どちらでもない
- ✗ 誤りである

　「寝たきり」いわゆる「要介護者」の人たちは、脳血管疾患などの後遺症や廃用症候群により、体幹保持や頭部の固定が難しいことがよくあります。そのため、ベッドや首の角度によっては口腔ケアで除去した汚れや細菌の混ざった水分が咽頭に流れ込み、誤嚥してしまう可能性があります。

　スポンジブラシ、ガーゼ、歯ブラシを使用する時は、余分な水分をしっかりガーゼなどで絞りながら行い、吸引を併用するなどして、のどに水分が垂れ込まないようにしなければなりません。うがいができる場合は下を向き、うがい中の誤嚥にも注意します。

⇒ 寝たきりの人の口腔ケアは体位の工夫も必要

　また、体位を工夫することも重要です。寝たきりの人の口腔ケア時の姿勢で重力を考慮した場合、誤嚥が少ないとされるのは30度仰臥位ですが、その際に頭部が後屈しないように注意しなければなりません。上を向いてしまうことによって気管に水分が入りやすくなってしまうからです。枕を適切な位置にあてがい調

整してください。

　さらに麻痺がある場合は、健側を下にした側臥位のほうが誤嚥を防ぐことができます。ポジショニングをする場合に、筋緊張が強く、理想的な姿勢が保持できない場合もあります。そのような際には理学療法士（PT）、作業療法士（OT）など他職種と積極的に協力することも有効です。

●参考文献
・晴山婦美子，他編著：看護に役立つ口腔ケアテクニック：ナースがつなぐ口とからだのQOL．p.28-37，医歯薬出版，2008．
・角保徳，他：5分でできる口腔ケア：介護のための普及型口腔ケアシステム．p.58-59，医歯薬出版，2004．

（古賀ゆかり）

Answer → ✗ 誤りである

除去した汚れや細菌の混ざった水分が咽頭に流れ込み、誤嚥してしまう可能性がある

Part 5
リハビリテーション

嚥下障害・肺炎の基礎知識

誤嚥のアセスメント

食形態と食事

口腔ケア・義歯

Q67-81

在宅サービスの利用

Q67

ベッドアップ30度が嚥下には最適である

- ● 正しい
- ▲ どちらでもない
- ✖ 誤りである

→ 誤嚥予防としては、利点はある

　ベッドアップ30度は、通常は人にとって一番飲み込みやすい姿勢ではありませんが、嚥下障害のある人が誤嚥を避ける目的では、意味があります。

　主な利点は、送り込みに有利（座位では口唇から咽頭への送り込みは水平で行うことになりますが、ベッドアップ30度では重力が利用できます）、気道が食道より上に位置するようになるので気道に入りにくい（誤嚥予防）という2点です。

　ベッドアップ30度の欠点は、①首を自力では動かしにくく、首の角度についての枕の高さの調整が極めて重要になる、②食事を見たり、自分の手で食物を口に運んだりしづらい、③咳をするには座位よりは少し不利ということが挙げられます。

　その他、嚥下障害の人に適した姿勢としては、症状によって側臥位や半側臥位、リクライニング半側臥位などがあります。食物は舌背から喉頭蓋の基部を通過しますが、側臥位ではそれを回避し、食物を側壁を伝って通そうという考え方です。

どんな姿勢がよいのかは個人によって違いますので、試したり、人に相談するなどして柔軟に考えましょう。

(藤谷順子)

Answer → ▲ どちらでもない

誤嚥を避ける目的では意味があるが、最適な姿勢は人により異なる

Q68

唾液の分泌を促すには唾液腺のマッサージが有効である

- ● 正しい
- ▲ どちらでもない
- ✖ 誤りである

　唾液には、表1のような役割があります。年齢とともに口や顎の筋力の低下や萎縮が起こり、唾液腺に刺激が伝わらず、唾液の分泌量が低下することで、それらの機能も低下し、歯周病の悪化、口臭、入れ歯（義歯）による痛み、味覚異常、嚥下困難などのさまざまな症状が現れてきます。

　唾液の分泌を促進するには、食事をする（口腔機能が正常であれば）、口腔内を刺激する、唾液腺マッサージなどが有効です。

⇒ 唾液腺のマッサージは嚥下訓練の1つ

　唾液は大唾液腺（耳下腺、顎下腺、舌下腺）から1日に1,000〜1,500mL分泌されます。大唾液腺を口の外からマッサージすることで唾液の分泌が促されます。

　図1の①〜③を1セットとし、毎日続けると、口の機能が高まり、口腔乾燥が緩和されます。また、嚥下訓練にもなります。

[表1] 唾液の役割

①洗浄作用：食べかすや細菌などを洗い流す
②抗菌作用：細菌の繁殖を防ぐ
③保護作用：歯に被膜を作る
④再石灰化作用：一度溶けた歯の成分の再沈着を図る
⑤希釈作用：歯の表面の酸をうすめる
⑥緩衝作用：pHを元の状態に保とうとする

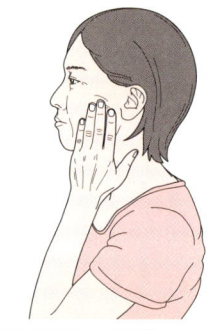

①耳下腺への刺激
両耳の横を手指で後ろから前に向かって円を描くように押しながら10回程度マッサージする

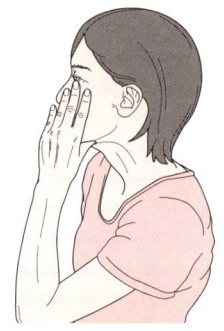

②顎下腺への刺激
顎の骨の内側の柔らかい部分に指をあて、耳の下から顎の下まで5カ所くらいを10～20回程度押す

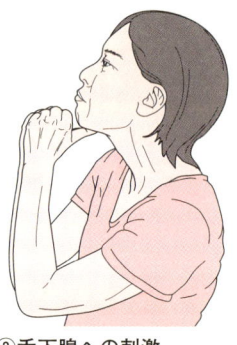

③舌下腺への刺激
両手の親指を揃え、顎の真下から舌を突き上げるように押す

[図1] 唾液腺マッサージ

（新田國夫）

Answer → ○ 正しい

唾液の分泌を促すには唾液腺のマッサージが有効である

Q69

アイスマッサージには継続的効果はない

- ◯ 正しい
- ▲ どちらでもない
- ✕ 誤りである

⇨ のどのアイスマッサージとは

　凍らせた綿棒に水をつけ、のどの奥の特定の部位を軽くなでたり、押したりして、嚥下反射を誘発する方法です（図1）。アイスマッサージは、随意的に嚥下ができない患者全般が対象です。例えば、「意識が低下している」「指示に従えない」「開口してくれない」などです。

⇨ アイスマッサージの効果は継続するか

　訓練効果は継続しません。しかし、口腔内を潤すため口腔ケアとしての意義があり、基礎的な訓練としての意味もあります。また、食事前の準備体操や食事中に動きが止まってしまった時

アイスマッサージする部位

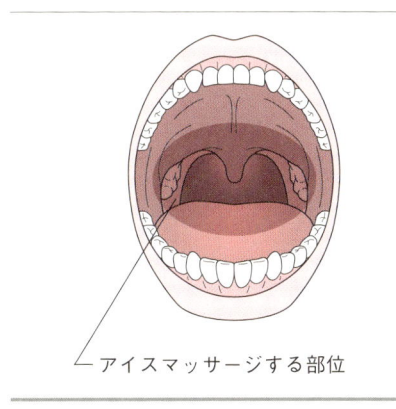

[図1] アイスマッサージ

の嚥下誘発に使用すれば効果的です。

(藤本雅史)

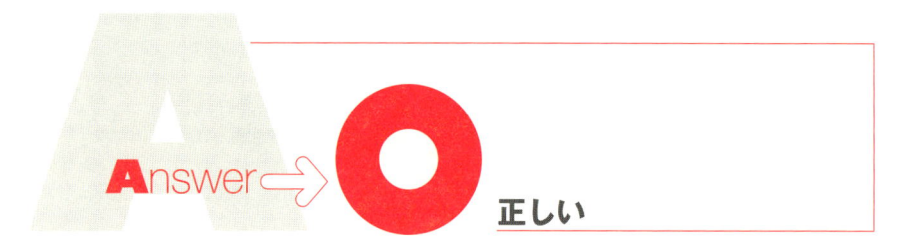

Answer → ○ 正しい

アイスマッサージには継続的な効果はないが、随意的な嚥下ができない患者に対しての食事前の準備体操や、食事中に動きが止まってしまった時の嚥下誘発に使用すると効果的である

Q70

口をあけてくれない時は鼻をつまむとよい

- ◯ 正しい
- ▲ どちらでもない
- ✖ 誤りである

⇒ そんな苦しいことを人はされたくない

確かに、鼻をつまむと呼吸するのに困るので、口をあけるかもしれません。ですが鼻をつまんで口をあけてもらうのは、よほど（食べては危険なものを口に入れてしまったなど）のことがない限りしてはいけません。そんな苦しいこと、人はされたくないですから。認知症の人でも苦しいことや嫌なことをされたことはわかりますし、漠然と覚えています。よけい抵抗したり、そのほかのことでも介助者とうまくいかなくなる要因になります。

ではどうすれば口をあけてくれるのでしょう。口をあけてもらうのによい方法があるでしょうか？

⇒ キーワードは「理解」と「快」と「過敏と脱感作」

いくつかの方法があります。キーワードは、「理解」と「快」、「過敏と脱感作」です。もしかして、吸引チューブや歯ブラシを構えて「口をあけて」と詰め寄ってはいませんか？　以前、不快な思いをしたことのある人は、吸引チューブを見

ると口をぎゅっと結びます。吸引や口腔ケアの必要性を話し、できるだけ不快でなくすることを約束して、口をあけてくれるようにお願いしてみましょう。イライラした威嚇的な声のトーンも、認知症の人を不必要に頑固にします。

吸引の後の、「痛くしてごめんなさいね」「だいぶ取れましたよ」などの優しい声かけも、次への布石になります。進行性の疾患でなければ、「自分で出せるようになると吸引しないでも済むので、咳の練習をしましょうか」のようにつなげることもできます。

ところであなたは、痛くない吸引をすることができますか？　あなたの痛い吸引が、次の介護者が口をあけてもらえないことにつながります。一度、吸引を自分にやってみるとよいですね。上手な吸引をマスターしましょう。

一方、日常では口をあけているのが観察されるのに、いざ、何かしようとすると口を結んでしまうような緊張が入る人もいます。それは、「過敏」かもしれません。そんな時は、唇にすぐさわってはかえって緊張を高めてしまいます。遠いところから、つまり、耳の前の頬あたりから、両側の頬を優しくさわってマッサージして、「快」の状況を作り、次第に口の近くの皮膚、そして口唇に触れるようにマッサージしましょう。また、おいしいものをちょっと上口唇にあてるのも効く場合があります。なるべく香りがあって、湿潤しているものにしてください。スプーンの先にはちみつでも結構です。

（藤谷順子）

Answer → ✕　誤りである

抵抗されるばかりか、その他のことでも介助者と上手くいかなくなる要因となる

Q71

飲み込む練習は唾液から始める

- ◯ 正しい
- ▲ どちらでもない
- ✕ 誤りである

⇒ 唾液を飲み込むのは高齢者にとって簡単ではない

若くて口の中が潤っている人にとっては、唾液を飲み込むのは簡単なことかもしれません。しかし、高齢で口の中が乾燥していたり汚染しているような人にとって、唾液を飲み込むというのは、かなり難しいことなのです。仮にできたとしても、努力を要する動作で、何度もできることではありません。

⇒ 飲み込む練習は口の中をきれいにすることから始める

まずは口の中をきれいにすること、つまり、「口腔ケア」から始めましょう。口の中がきれいで潤っていないと飲み込む練習どころではありません。

⇒ きれいな口で飲み込みの練習を

口腔ケアで準備が整ったら、さあ、飲み込みの練習です。しかし、いきなり食べ物を食べるのではありません。基礎的な練習として、嚥下体操、頸部のリラクセーション、口唇・舌・頬のマッサージ、氷を用いた嚥下練習などがあります。さらに、患者の状態に応じて練習のメニューを選択します。そして、ゼリーなど

を用いた食べる練習に進みます。なお、ゼリーや食事が食べられるようになっても唾液を飲み込むことが難しい人は存在します。

(藤本雅史)

Answer → ✗ 誤りである

唾液を飲み込むのは、嚥下機能が低下した高齢者には難しい動作であり、訓練の始めとしては不適切である

Q72

スプーンが口唇に触れると口をすぼめるのは、食べるのを拒否しているからである

- ● 正しい
- ▲ どちらでもない
- ✕ 誤りである

　施設などでの食事介助の際、スプーンが口に触れると、口をすぼめてしまうことがあります。これは"口すぼめ反射"（口尖らし反射ともいいます）と呼ばれるものです。上唇の中央を指先で軽くたたいても、口唇が突出します。

⇒ **認知症の高齢者などでは原始反射がみられることもある**

　口すぼめ反射は原始反射（表1）の1つで、新生児にみられ、生後2〜4カ月で消失します。しかし、大脳半球、特に前頭葉に障害のある患者では原始反射が出現します。認知症高齢者でもみられます。

（新田國夫）

[表1] 原始反射

- 吸啜反射
  指を口腔内に入れると、上下の口唇や硬口蓋、舌、下顎でしっかり捉え、舌は前後に動く。上口唇の皮膚を軽く触れることによっても誘発される。
- 咬反射
  下顎臼歯部または、臼歯部を指で下方に押すことにより噛むような下顎の上下運動がみられる。
- 口すぼめ反射
  上唇の中央を指先で軽くたたくと、口唇が突出し、しわができる。

（新田國夫編著："口から食べる"を支える：在宅でみる摂食・嚥下障害，口腔ケア，p.35，南山堂，2010より）

Answer → ✕ 誤りである

口をすぼめるのは、食べるのを拒否しているのではなく、口すぼめ反射のせいである

Q73

協力して口を動かせない時はリハビリテーションできない

- ● 正しい
- ▲ どちらでもない
- ✖ 誤りである

⇨ 口を動かさない原因を考える

　口を開かない、動かさないからといってリハビリの適応がないわけではありません。口を開かない、動かさない原因としては、①認知症があって指示を理解できない、②咬反射の出現、③リハビリや食事の拒否、④顎の脱臼などが考えられます。それぞれの場合について説明していきます。

❶認知症

　認知症による先行期（食物が口に運ばれるまでの時期）の障害で口が開かない可能性があります（詳細は「Q5 認知機能が低下している人は嚥下機能も低下していることが多い：p.11」を参照）。食事を使用し、視覚、嗅覚、味覚から食事を思い出してもらったりします。食事をとるようになっても、その人のペースに合わせ、訓練時間の工夫、おやつなどの補食が必要です。

❷咬反射

　咬反射とは原始反射の一種で、脳卒中、認知症などで脳の一部の障害により出

現し、口をあけるのが難しくなります。患者さんに優しく話しかけることから始めていきます。頬をゆっくりマッサージして、口唇に触れます。口角から指を入れて奥の方に進ませ、開口させていきます。急いで行うと、緊張が高まり噛まれてしまうということもあるので、あわてず、ゆっくり行うことが大切です[1]。

❸リハビリや食事の拒否

拒否の原因を家族、スタッフとともに探る必要があります。また、本人の話も丁寧に傾聴しましょう。「食事をとった時にむせて、とても苦しかった」「ゼリーのような甘い食べ物は嫌い」「食事がドロドロしていて、何を食べているかわからない」などがよくみられる原因です。原因が判明したら、お互い連携をとり対策を検討していくことが望ましいでしょう。

❹顎の脱臼

高齢者で脱臼しやすい人だと気がつかないケースがあります。特に、歯がなく、入れ歯もない人だと見落としやすい症状です。脱臼すると口が開きにくく、発音も悪化します。口以外に新たな症状が出ていなかったら顎の脱臼を疑って歯科医師に相談することをお勧めします。

●参考文献
・牛山京子：在宅訪問における口腔ケアの実際．第2版．p.73-75，医歯薬出版，2004．

（御子神由紀子）

Answer→ ✕ 誤りである

口を動かさない原因を見極め、それに対応したリハビリが必要である

Q74

気管切開していると嚥下訓練はできない

- ◯ 正しい
- ▲ どちらでもない
- ✕ 誤りである

⇒ 気管切開により誤嚥防止効果の反面、嚥下機能の悪化も

　気管切開は、①上気道の閉塞、②長期人工呼吸器管理、③下気道の分泌物排出などによるほかに、④嚥下障害による誤嚥の対策としても行われます。すなわち、誤嚥が高度な場合に、a.気道を確保するとともに、b.気管への誤嚥物の流入を防止し、c.気管内を吸引するために施行され、カフ付き吸引付き気管カニューレなどが装着されます（図1）。

　しかし一方でこの気管切開は嚥下機能においてはマイナスの側面をもっています。①喉頭挙上の制限、②カフによる食道の圧迫、③喉頭・気管の感覚閾値の上昇、④声門下圧維持不能、⑤喉頭閉鎖における反射閾値の上昇などにより嚥下機能が悪化するとされています。

⇒ 直接訓練はスピーチカニューレ装着レベルで開始することが推奨される

　さて嚥下訓練には「食物を用いない間接訓練」と「食物を用いる直接訓練」があ

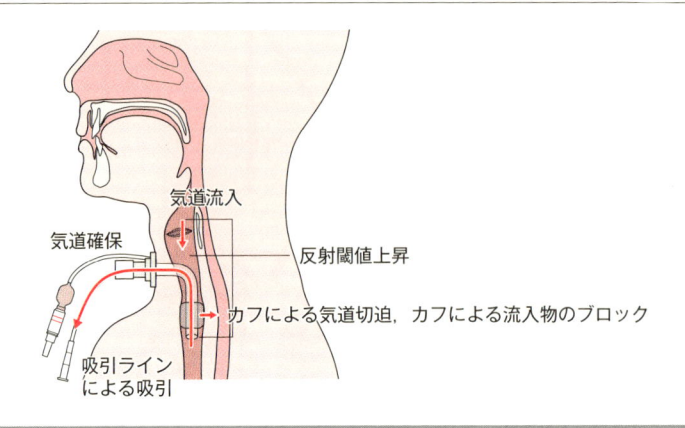

[図1] カフ付き吸引付き気管カニューレの装着

ります。間接訓練は気管切開されている場合でも支障はありません。問題となるのは「直接訓練が行えるかどうか？」ということでしょう。

　前述したように、カフ付き吸引付き気管カニューレを装着していることは、誤嚥物の下気道への流入を防止する効果があるため、直接訓練の際のリスクは減少します。一方で、カニューレによる嚥下機能の悪化というデメリットをもちます。したがって、カフ付き吸引付きの気管カニューレを装着しなければいけない状況は、高度の嚥下障害であると考えられるために、直接訓練は困難であると考えてよいでしょう。カフがいらなくなる状況、すなわち、スピーチカニューレ装着可能な状況での直接訓練が推奨されます（図2）。

　ただ、カフ付き吸引付き気管カニューレをいつスピーチカニューレにするかという問題が残ります。そのためには、複管および側孔のあるカフ付き吸引付吸引付きカニューレを用いて、側孔を利用した発声や喀出、カフを脱気しての装着等を経たうえで、直接訓練を開始してみるという方法をとるのがよいでしょう。

（田山二朗）

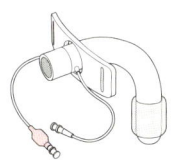

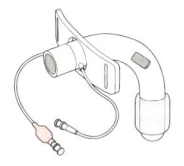

【カフ付・吸引付】　　【カフ付・吸引付（側孔付）内筒付カニューレ】

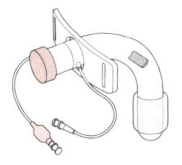

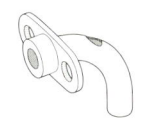

【カフ付・吸引付き蓋付きスピーチカニューレ】　　【スピーチカニューレ】

※訓練時にはスピーチタイプへの変更が望ましい

[図2] カニューレの種類

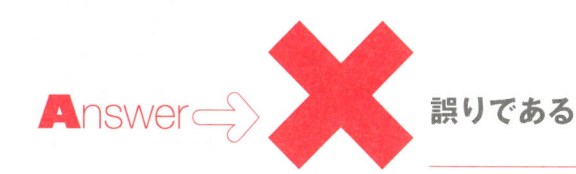

Answer → ✗ 誤りである

間接訓練だけでなく直接訓練も状況を整えながら行うことができる

Memo

Q75

歌をうたうのは嚥下障害に効果がある

- ○ 正しい
- ▲ どちらでもない
- ✘ 誤りである

⇨ EBMの裏づけがある訓練法は限られている

　嚥下は口腔から咽頭を通り、食道へ食物を送り込む一連の動作です。嚥下障害ではこの動作が障害されるため、食物が食道内に送り込めなくなったり、気管内に流れ込んだり（誤嚥）します。特に誤嚥は、嚥下を担当する臓器が同時に気道の一部であるため生じるわけですが、この防止には喉頭、特に声帯の開閉運動が重要な役割をします。喉頭は発声の器官でもあるため、声を出すことが嚥下障害の改善、嚥下のリハビリテーションとして有効なのではないかといった素朴な疑問につながります。

　嚥下のリハビリテーションのなかで、食物を用いないものは「間接訓練」と称されますが、数多くのものが考案されています。しかし、これら数あるうちで、EBM（evidence-based medicine 根拠に基づいた医療）に裏付けられている手技は、頭部挙上訓練（シャキア法）などごく限られたものしかありません。すなわち厳密な意味では、「歌をうたうのは嚥下障害に効果があるか」と問われると、誰

もその研究を行っていないので、答えは「×」になってしまいます。

⇨「歌をうたう」に含まれる要素は生理学的側面にとどまらない

　それでは、ほとんどの間接訓練は効果がないのでしょうか？　あるリハビリテーションの手技を行ったら嚥下障害が改善されたといった症例の経験や報告は数多くあります。嚥下障害は、症例により障害部位や程度が多種多様であり、それに応じたリハビリテーションのメニューを作成し実行することが必要です。逆を言えば、どのような症例にも効果のあるリハビリテーションの手技は限られるということにもなります。

　「歌をうたうこと」を生理学的に考えてみると、構音のための口腔・咽頭運動、発声のための喉頭調節、呼気コントロールのための胸郭運動、さらには姿勢保持など、嚥下リハビリテーションにおける間接訓練のさまざまな要素が含まれています。また、「歌う」という行為自体が、楽しみながらリハビリテーションを行うといった精神面でのプラスの要素があります。実際カラオケに通いだしたら元気が出て食べられるようになった患者さんもいました。そういった意味で、歌を嚥下リハビリテーションの訓練手技の1つとして取り入れることは意義のあることだと思います。

（田山二朗）

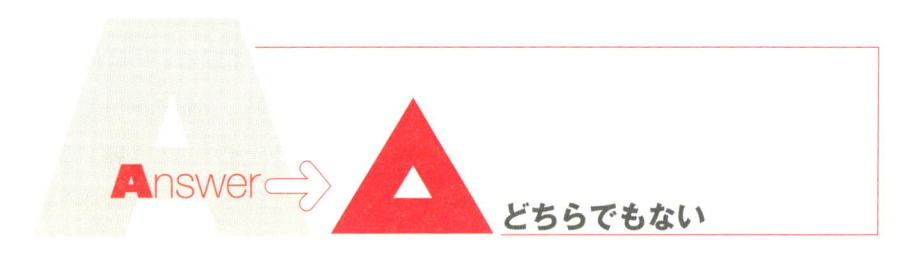

Answer⇨ △ どちらでもない

EBMとして確立はされていないが、さまざまなプラス要素が期待できる

Q76

腹式呼吸は肺炎の予防に役立つ

- ● 正しい
- ▲ どちらでもない
- ✕ 誤りである

⇒ 呼吸のリハビリ＝腹式呼吸ではない

　腹式呼吸は、よい呼吸の代名詞のように思われていますし、呼吸のリハビリというと、腹式呼吸の練習をすることだと思っている人もたくさんいます。

　しかし残念ながら、腹式呼吸をしたことが肺炎の予防に役立ったかどうかを調べた論文はありません。また、肺炎を起こした人の腹式呼吸能力を調べた論文もありません。さらにいうと、呼吸リハビリとしても腹式呼吸は、近年はそれほど重きをおかれていません。アメリカなどで「呼吸リハビリ」として多く研究されているのは全身運動が主となっています。

　もちろん腹式呼吸は、呼吸の方法としては、上部胸式呼吸よりも望ましいものです。しかし練習が難しいのも事実です。嚥下障害が心配されている高齢者や障害者・要介護者では、以下のような練習のほうが実施しやすいのでお勧めです。

・座位あるいは臥位で、息を吸う時に腕をあげ、吐くときに下ろす（片手ずつでも可）　⇒　胸郭の動きを大きくする効果があります

- 椅子の上での腹筋体操（椅子の前の方に腰掛け、背もたれから背中を起こしたり戻したりする） ⇒ 腹筋力をつけると、腹式呼吸につながります
- 椅子の上で、息を吸う時に上半身を起こし、吐く時に前かがみになる ⇒ 横隔膜を呼吸時に動かす練習です

（藤谷順子）

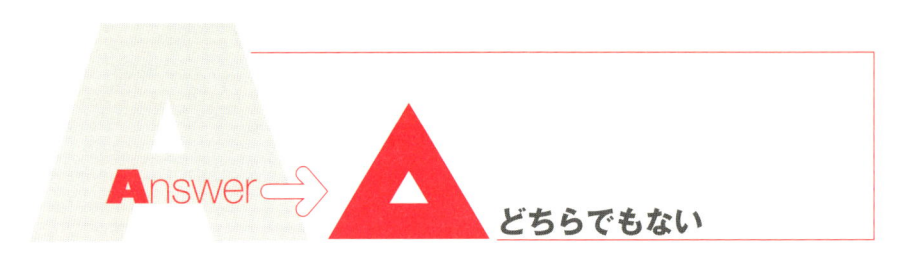

Answer → △ どちらでもない

腹式呼吸と肺炎予防との関連を調べた研究はない。また、腹式呼吸よりも効果のありそうな呼吸訓練も多い

Q77

胃瘻の人が嚥下リハビリテーションを始めるには嚥下造影や嚥下内視鏡による検査が必須である

- ● 正しい
- ▲ どちらでもない
- ✘ 誤りである

　胃瘻の人が嚥下リハビリテーションを始めるにあたって、実際にどの程度の嚥下障害かを判断する必要があります。嚥下造影（VF）や嚥下内視鏡（VE）による検査を行うことができれば、嚥下障害の程度が詳しくわかります。

⇨ 検査が受けられない人もいる

　しかしながら在宅の人にとっては、VFのために病院を受診するのが困難なことがあります。また、VEを在宅でやってくれる人を見つけるのが大変なこともあります。VF、VEによる検査がすぐにはできない時は、その他のベッドサイドで主治医ができる評価法を組み合わせ、誤嚥に注意しながらリハビリテーションを始めざるを得ないこともあります。

リハビリといっても口から食べる直接訓練だけではありません。安全なことから始めましょう。

(御子神由紀子)

Answer → ✕ 誤りである

嚥下造影や嚥下内視鏡による検査が望ましいが、できない時はその他の手段を組み合わせて判断する

Q78

理学療法士は嚥下リハビリテーションをできない

- ○ 正しい
- ▲ どちらでもない
- ✕ 誤りである

⇒ 理学療法士や作業療法士からの嚥下障害へのアプローチを受けると、よりリハビリの効果が上がる

　嚥下障害のリハビリは言語聴覚士（ST）だけの専売特許ではありません。STだけでなく、理学療法士（PT）、作業療法士（OT）からの嚥下障害へのアプローチを受けると、よりリハビリの効果が上がります。ただし、診療報酬の「摂食機能療法」では、PTは直接訓練以外の摂食機能療法を算定できるとされていますので、「食べさせる」訓練については、医療行為としてはできないといえます。

　PTの嚥下障害に対する訓練としては、まず、嚥下障害の原因といわれる頭頸部、体幹の筋肉の筋力増強訓練、座位保持訓練、耐久性の向上などが挙げられます。また、誤嚥性肺炎の予防には呼吸リハビリの関与も大切です。嚥下リハビリでは常に誤嚥性肺炎の危険性があります。呼吸リハビリで排痰訓練、呼吸筋の筋力ア

ップトレーニングなどを行っていく必要があります。

（御子神由紀子）

Answer → ✗ 誤りである

直接訓練以外のさまざまな嚥下リハビリテーションを行うことができる

Q79

「ベッド上座位」よりも「車いす」のほうが廃用予防になる

- ◯ 正しい
- ▲ どちらでもない
- ✗ 誤りである

⇒ 車いすでベッドから離れてみる

　近年、在宅療養で電動ベッドが利用されることが多くなりました。足腰の力が落ちた高齢者には、布団よりもベッドのほうが立ち上がりが楽にでき、介助者にとっても負担が少なくてすみます。しかしその反面、電動ベッドを導入することでベッドから離れる機会が少なくなってしまうことがあります。実は「ベッド上座位」と「車いす座位」には大きな違いがあります。ベッド上座位はあくまでも寝ている延長ですが、車いす座位は「起きている」姿勢です（図1）。

　もちろん重度の障害があり、車いすへの移乗が困難な場合もあります。原因を探り、介助方法の見直しや移乗の練習、移乗補助具（リフトなど）の利用、車いすの見直し（肘掛けの取り外しなど）で車いす乗車にトライしましょう。

⇒ 車いすに乗ることには、さらにメリットがある

　車いすに乗るには、基本的に「ベッドから起き上がり乗り移る」一連の動作を経なければならず、両足を床に着いて立つ必要があります。つまり車いすに乗り

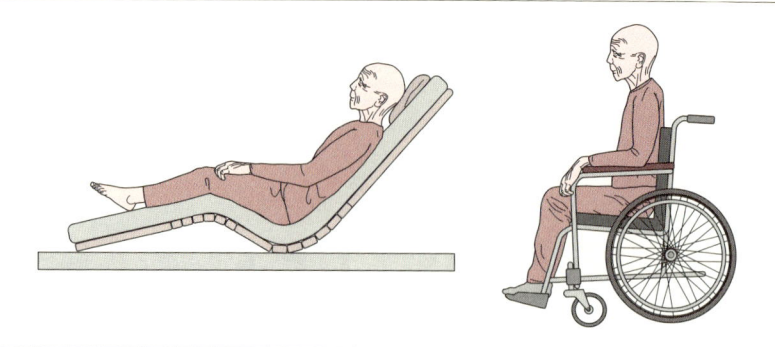

[図1]「ベッド上座位」と「車いす座位」 ＊脚の裏に注目

移ること自体がリハビリなのです。また、背もたれ・肘掛け付きの車いすであっても、座位を保つために体幹の筋肉や頭を支える頸の筋肉を使っています。

⇨ 正しい姿勢で車いすに乗る

　座面からずれ落ちていませんか。車いすの停車中は両足をフットレストから降ろして床につけるほうが自然で安定した姿勢になります。背クッション・座クッションにも配慮すると長時間の車いす乗車ができます。

（藤本雅史）

Answer ⇨ ○ 正しい

車いすに乗りベッドから離れて初めて寝たきり予防、廃用予防になる

Q80

進行性疾患ではリハビリテーションの効果はない

- ● 正しい
- ▲ どちらでもない
- ✖ 誤りである

⇨ **リハビリの「効果」は症状の改善だけではない**

　進行性の症状では、「リハビリをしても病気は進むので、リハビリは意味がない」と思われがちです。しかし、現在の症状に合わせて嚥下できる食品を選んだり、飲み込み方を工夫することで、同じ症状でも「よりよい生活」にすることは可能で、それは「効果」といえます。

⇨ **廃用性の部分はリハビリでよくなる**

　進行性疾患では疾患そのものの症状に加えて、あまり動かないでいることで廃用性の筋力低下をきたすことがあります。例を挙げると、1年前はお茶をペットボトルで一気に飲むことができたけれど、現在はスプーンを利用し、水分を一匙ずつ飲んでいる人がいるとします。飲水時の姿勢の調整、頸部の筋力増強訓練などのリハビリを行うことで、ペットボトルでは無理でも、軽いコップを使用し一

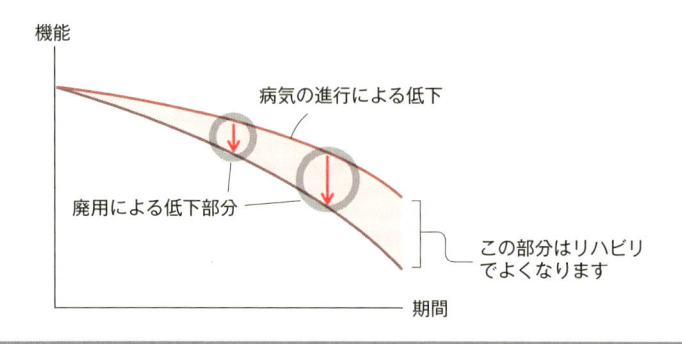

[図1] 進行性疾患へのリハビリテーションの効果

口ずつ水を飲むことができる状態まで回復することがあります。さらに、リハビリを行うことで、今後の廃用性の筋力低下を予防することができます。そのため、神経・筋疾患ではリハビリを行っていくことは大変重要であり、また、若くして発症した場合には長期にわたります。

リハビリは、病院だけでなく、障害者総合支援法（65歳未満で、なおかつ介護保険法が利用できるものは除く）、介護保険法により施設、訪問で受けることが可能です。

(御子神由紀子)

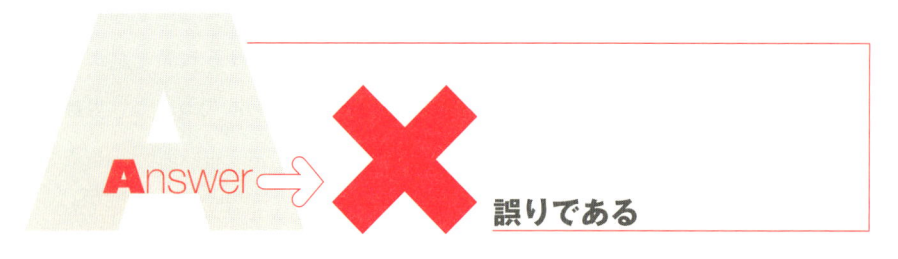

Answer → ✗ 誤りである

本来の疾患の症状に加え、廃用による機能の低下を認めることがあるため、嚥下リハビリのアプローチは不可欠である

Q81

3回以上誤嚥性肺炎で入院した場合には禁食にするべきである

- ● 正しい
- ▲ どちらでもない
- ✕ 誤りである

⇒ 誤嚥の主たる原因は飲食物よりも唾液などの分泌物

　誤嚥性肺炎とは細菌が唾液や胃液とともに肺に流れ込んで生じる肺炎です。高齢者に多く発症し、再発を繰り返す特徴があります。

　誤嚥性肺炎の原因として、①飲食物の誤嚥、②唾液などの分泌物の誤嚥、③胃食道逆流による胃内容物の誤嚥があります。これらの誤嚥性肺炎の原因のうち、実は飲食によるものよりも唾液や胃液の誤嚥によるもののほうが多く認められます。脳卒中などのために咳反射や嚥下反射などの神経活動が低下して、知らない間に細菌が唾液とともに肺に流れ込み（不顕性誤嚥）、肺炎になってしまうのです。

　禁食にしても、食物の誤嚥の機会はなくなるかもしれませんが、唾液の分泌や胃からの逆流は防げません。逆に食べるということをしないためにさらに嚥下機能の低下をきたし、口腔内の雑菌が繁殖することで、唾液などによる誤嚥の機会

も多くなってしまいます。

　では禁食にして胃瘻にすればよいでしょうか？　胃瘻（PEG）の造設は、栄養の改善には意味がありますが、誤嚥性肺炎の予防策としては推奨されていません。

⇨ リハビリテーションと口腔ケアがもたらす効果

　誤嚥性肺炎の治療として抗生剤が投与されますが、それと並行して嚥下障害に対するリハビリテーションが必要となります。口腔ケアも非常に意味があります。普段から歯磨きや義歯の清掃・手入れなどをしていなかったり、不十分であったりした場合には、口の中で細菌が繁殖を続けています。口の中をきれいにする口腔ケアを行うことで細菌を減らし、誤嚥性肺炎のリスクを低減させることができます。また、歯ぐきのマッサージなどの口腔ケアは、嚥下反射が改善して誤嚥の予防にもなります。肺炎球菌ワクチンの接種も推奨されています。

●参考文献
・医療・介護関連肺炎（NHCAP）診療ガイドライン：日本呼吸器学会．2011．http://www.jrs.or.jp/home/modules/glsm/index.php?content_id=51

（木下朋雄）

Answer → ▲　どちらでもない

回数ではなく、その人の嚥下機能を観察し、判断することが大切

Part 6
在宅サービスの利用

嚥下障害・肺炎の基礎知識
嚥下のアセスメント
食形態と食事
口腔ケア・義歯
リハビリテーション

82-88

Q82

嚥下障害がありむせやすく、嚥下調整食が必要な人は咀嚼障害の身体障害者手帳を受けられる

- ● 正しい
- ▲ どちらでもない
- ✖ 誤りである

⇒ **咀嚼機能障害も身体障害者認定要件の項目ではあるが…**

　身体障害者の認定を受けるには、①障害程度が条件を満たすこと、②障害が固定していることが前提となります。

　咀嚼機能障害も身体障害者の認定要件の項目となっていますが、これには「咀嚼機能」と「嚥下機能」の障害が含まれます。ただし嚥下機能に関しては、口腔・咽頭期の障害に限定されており、食道癌など原因疾患が食道にある場合には経口摂取が不可能でも認定されません。

　さて、咀嚼（嚥下）障害の身体障害者認定の基準には3級（咀嚼〈嚥下〉機能の喪失と、4級（咀嚼〈嚥下〉機能の著しい障害）があります。

身体障害者認定は、上記が「固定された状態にある」ときにされることになります。

⇒ 障害認定にある「機能の喪失」「著しい障害」とは

ではこれらの障害は具体的にはどのような状態をいうのでしょうか？

3級の「咀嚼（嚥下）機能の喪失」とは、経口摂取がまったくできず、経管栄養以外に方法のない程度の障害をいいます。また、4級の「咀嚼（嚥下）機能の著しい障害」とは、「咀嚼・嚥下機能低下により経口摂取のみでは十分に栄養摂取ができないために経管栄養の併用が必要、あるいは摂取できる食物の内容や摂取方法に著しい制限がある状態」、または「口唇・口蓋裂等の先天異常の後遺症による著しい咬合異常があるため、歯科矯正治療が必要な状態」と規定されています。ここでいう「摂取できる食物の内容や摂取方法に著しい制限がある状態」とは、流動食以外は摂取できない状態や、半固形物（ゼラチン、寒天、とろみ剤添加物）など摂取できるものが極端に限られる状態をいいます。「嚥下調整食」が、上記のような極端な状態であれば4級の障害認定は可能ですが、嚥下調整食学会分類2013（p.69）のコード4程度では認定はされません。

（田山二朗）

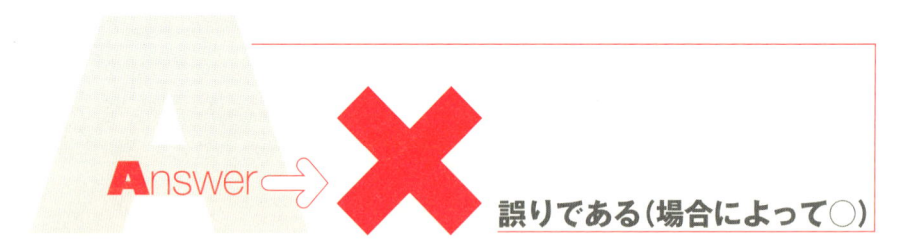

Answer → ✗ 誤りである（場合によって◯）

極端な嚥下調整食の制限が必要な場合以外、障害認定はされない

Q83

訪問で受けられるのは介護保険サービスだけである

- ○ 正しい
- ▲ どちらでもない
- ✗ 誤りである

⇒ 医療保険と介護保険の区分は例外が多くややこしい

　訪問では介護保険を使ったサービスの他、医療保険を使った診療やサービスを受けることができます。また、医療系のサービスでも介護保険で行われることも多くあります。

　医師・歯科医師の診療行為は基本的に医療保険で行われます。医師・歯科医師の指示による医療行為は、介護保険の認定を受けていれば介護保険が優先されますが、介護保険の認定を受けていなければ医療保険で行われます。この場合にも、例外が多くあり（特に訪問看護）、理解するのはかなり難しいと思われます。表1に大まかな区分を示します。

　介護サービスなどは介護保険で行われます。介護保険だけのサービスは、訪問介護、訪問入浴、福祉用具貸与・購入、住宅改修費の支給、通所介護（デイサービス）、通所リハビリ（デイケア）、ショートステイなどがあります。

[表1] 医療保険と介護保険の利用区分

行為の種類	行為者	医療保険	介護保険
訪問診療	医師、歯科医師	・診療全般	居宅療養管理指導での自宅療養の指導も行われる
訪問看護	看護職員（保健師・看護師または准看護師）	・介護保険未認定者（小児も含む） ・難病・癌終末期など ・病状の急性増悪など（特別看護指示書による）	左記に該当しない介護保険の認定者
訪問リハビリ	理学療法士 作業療法士 言語聴覚士	・介護保険未認定者（小児も含む） ・看護ステーションからの訪問リハビリでは上記の訪問看護の場合も含む	介護保険認定者は基本的に介護保険を利用する
訪問薬剤指導	薬剤師	・介護保険未認定者（小児も含む）	介護保険認定者は基本的に介護保険を利用する（居宅療養管理指導として）
訪問栄養指導	管理栄養士		
訪問歯科衛生指導	歯科衛生士		

＊個々の場合に細かい例外などがあります。

（木下朋雄）

Answer → ✗ 誤りである

訪問では介護保険サービス以外の診療行為・医療行為等も行われる

Q84

慢性期の患者は病院での外来リハビリテーションは受けられない

- ◯ 正しい
- ▲ どちらでもない
- ✗ 誤りである

　国の制度が時々変わるので2014年2月時点での状況を説明します。リハビリは、医療保険法、介護保険法、障害者総合支援法に基づいて受けることができ、患者さんにより該当するものは異なります。

⇒ 医療保険法によるリハビリ

　まず、医療保険法によるリハビリについてです。医療保険のリハビリは健康保険証を使用し、病院、クリニックで受けられます。疾患ごとにリハビリを受けられる期間が定まっており、脳梗塞、脳出血など脳血管疾患では発症日より180日、大腿骨頸部骨折、圧迫骨折など運動器疾患では150日、慢性閉塞性肺疾患（COPD）など呼吸器疾患では90日となっています。その日数を超えると疾患の悪化がない限り、原則的には月に13単位（1単位は20分）以内となります。しかし病院の方針で、入院患者にしかリハビリを行っていないところもありますので、個別

に病院の窓口に問い合わせてみることをお勧めします。

⇨ 介護保険法によるリハビリ

介護保険による介護認定該当者が対象です。ケアマネジャーと相談し訪問リハ、デイケア（通所リハ）が受けられます。なお、医療保険と介護保険のリハビリの併用は、医療保険から介護保険に移行する2カ月のみです。

⇨ 障害者総合支援法・地域生活支援事業によるリハビリ

障害者総合支援法によるリハビリは、原則的に障害者手帳を持っている人が対象で、障害福祉サービス事業所で行っています。希望する場合は各自治体に問い合わせてみる必要があります。

その他、自治体によっては地域生活支援事業によって地域活動支援センターでリハビリを行っているケースがあります。地域活動支援センターにおけるリハビリは生産活動の機会の提供、社会との交流の機会の提供し、障害者の地域生活を支援していく目的で行われています。障害福祉サービス事業所によるリハビリと違い、全国一律ではなく、各自治体で運営要綱を定めています。

（御子神由紀子）

Answer → ▲ どちらでもない

患者の状況や病院の方針によって異なるため個々の相談が必要

Q85

栄養士の指導は訪問では受けられない

- 〇 正しい
- ▲ どちらでもない
- ✕ 誤りである

⇨ 管理栄養士の訪問栄養指導は受けられる

　管理栄養士による訪問栄養指導は、医療保険においては「在宅患者訪問栄養食事指導料」として、介護保険においては「居宅療養管理指導料」として保険請求できる仕組みになっています。なお、介護保険で区分認定を受けている人は医療保険ではなく介護保険が優先されることになっていますが、介護保険の利用限度の枠外ということになっていますので、介護保険を利用限度まで利用している人でも自費になることはありません。

　医療保険と介護保険による栄養指導とでは対象疾患が若干異なります。医療保険の場合は小児を念頭に入れた代謝疾患などに対する食事が入っています。それに対して"嚥下困難者のための流動食"と"低栄養状態"は介護保険だけに入っています（表1）。

⇨ 訪問には医師の指示が必要だが…

　訪問にあたっては医師の指示のもとに訪問することになっており、管理栄養士

は指示を出す医師（主治医）の施設に所属していなければなりません。非常勤でも構わないのですが、訪問をする管理栄養士の絶対数が少ないことに加えて雇用形態の足かせもあるわけです。さらに実技も指導内容に入っています。訪問は月に2回までとなっています。

[表1] 在宅患者訪問栄養食事指導料について

介護保険での利用	要介護認定を受けており、通院などが困難な人が対象。さらに、以下のような状態にあり、医師が家庭での栄養や食事の管理が必要と判断した場合に利用が可能。 1. 次のような食事管理が必要 　腎臓病食、肝臓病食、糖尿病食、胃潰瘍食、貧血食、膵臓病食、高脂血症食、通風食、心臓疾患などに対する減塩食、経管栄養のための流動食、特別な場合の検査食、嚥下困難者（そのために摂食不良となった人も含む）のための流動食、十二指腸潰瘍に対する潰瘍食、消化器術後に対する潰瘍食、クローン病及び潰瘍性大腸炎による腸管機能の低下に対する低残渣食、高度肥満症に対する治療食、高血圧に対する減塩食 2. 低栄養状態
医療保険での利用	要介護認定に該当せず、通院が困難な人が対象。さらに、医師が家庭で以下のような栄養や食事の管理が必要と判断した場合に利用が可能。 　腎臓病食、肝臓病食、糖尿病食、胃潰瘍食、貧血食、膵臓病食、高脂血症食、通風食、心臓疾患及び妊娠高血圧症などに対する減塩食、十二指腸潰瘍に対する潰瘍食、消化器術後に対する潰瘍食、クローン病及び潰瘍性大腸炎による腸管機能の低下に関する低残渣食、高度肥満症に対する治療食、高血圧に対する減塩食、フェニールケトン尿症食、楓糖尿食、ホモシスチン尿症食、ガラクトース血症食、治療乳、無菌食、経管栄養のための流動食、特別な場合の検査食

（木下朋雄）

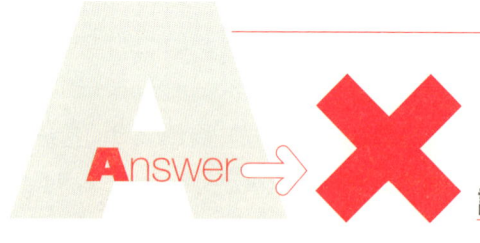

Answer → ✕ 誤りである

管理栄養士の訪問栄養指導は受けられる

Q86

医師は直接、歯科衛生士に指示を出せない

- ● 正しい
- ▲ どちらでもない
- ✘ 誤りである

⇨ 歯科衛生士の業務とは

　歯科衛生士には大きく3つの業務があります。①歯科予防処置：歯石の除去とフッ素などの薬物塗布、②歯科診療の補助：歯科医の診療の補助、③歯科保健指導：歯磨き指導、入れ歯の使い方、生活習慣の改善および栄養面の指導など。このうち、①②については歯科医の直接の指導の下に行われます。

⇨ 医師が歯科衛生士に指示を出せる場合とは…？

　歯科医院での業務は歯科医師の下で行われますが、在宅の場合、患者さんが訪問での口腔ケアなどを受けるためには、主治医である医師が歯科医に紹介状を書いて、そこに所属する（常勤または非常勤の）歯科衛生士に訪問してもらうことになります。その際、まず歯科医の訪問診療があって、歯科衛生士はその歯科医の指示に基づき、訪問歯科診療の日から起算して3カ月以内に実地指導を行った場合に、1カ月に4回を限度として介護保険による居宅療養管理指導として算定できます。

このように、歯科衛生士の業務のうち、歯科予防処置と歯科診療の補助は歯科医の指示の下に行われなければなりません。しかし、業務の3番目にある歯科保健指導は、歯磨き指導、入れ歯の使い方、生活習慣の改善および栄養面の指導など、患者さんの立場に立って指導する業務です。保健所・小学校・福祉施設などでの集団指導なども含まれます。これに関しては医師の指示の下に行うことも可能です。

在宅においても、口腔内に器具等を使って処置をする場合には歯科衛生士は歯科医師の指導の下に行わなければなりません。歯磨き指導などは医師の指示の下でも可能ですが、保険請求はできません。

[表] 歯科衛生士法（昭和23年法律第204号）抄

第2条　この法律において「歯科衛生士」とは、厚生労働大臣の免許を受けて、歯科医師（歯科医業をなすことのできる医師を含む。以下同じ。）の直接の指導の下に、歯牙及び口腔の疾患の予防処置として次に掲げる行為を行うことを業とする女子をいう。
　一　歯牙露出面及び正常な歯茎の遊離縁下の付着物及び沈着物を機械的操作によって除去すること。
　二　歯牙及び口腔に対して薬物を塗布すること。
2　歯科衛生士は、保健師助産師看護師法（昭和23年法律第203号）第31条第1項及び第32条の規定にかかわらず、歯科診療の補助をなすことを業とすることができる。
3　歯科衛生士は、前2項に規定する業務のほか、歯科衛生士の名称を用いて、歯科保健指導をなすことを業とすることができる。
第13条の3　歯科衛生士は、歯科保健指導をなすに当たつて主治の歯科医師又は医師があるときは、その指示を受けなければならない。

（木下朋雄）

Answer → △　どちらでもない

歯科保健指導だけは医師の指示の下で行うことも可能

Q87

嚥下障害があると
デイサービスは受けられない

- ◯ 正しい
- ▲ どちらでもない
- ✗ 誤りである

⇨ どの程度嚥下調整食に対応できるか確認する

　嚥下障害があると受け入れをためらうデイサービスがあるのは事実です。その理由は、①嚥下調整食の用意が難しい、②食事介助に伴うリスクを恐がる（誤嚥や窒息をさせたくない）、③吸引という医療行為、④胃瘻への注入という医療行為などです。1つずつ確認して受け入れ側の不安を解消するように交渉しましょう。主治医やかかりつけの看護師からの情報提供も必要です。

　まず、どの程度の嚥下調整食を必要とするか、液体のとろみの程度の連絡、また、それらについてデイサービスでの対応が困難の場合、自宅からの持ち込みを許してくれるかどうかなども確認しましょう。

　食事介助の方法についても、あまり複雑だとデイサービス側が不安になります。適切な情報提供が重要です。しばらく家族の付き添いを申し出るのも一法です。

　吸引は、近年は医師や看護師でなくても、一定の研修等を受けることによって実施可能となりました。そのデイサービスの職員配置などを確認しましょう。主

治医からの指示書を求められる場合もあるようです。

胃瘻への注入については、看護師がいないとできません。

このように、嚥下障害のない人に比べると、越えなければならないことが多く、二つ返事でどこのデイサービスでも OK というわけではありません。ちょっとためらわれてしまうと、もう交渉する気も萎えてしまうかもしれません。しかし、自宅に閉じこもらず、積極的にデイサービスに行って刺激を受けることは利用者にとっては重要ですし、家族のレスパイト（休憩）にもなります。1つでも多くのデイサービスが、嚥下障害の人を受け入れてくれるように、地道に粘り強く交渉しましょう。

（御子神由紀子）

Answer→ ▲ どちらでもない

デイサービスによっては受け入れをためらうところもあるのは事実です。理由を確認し、できるだけ問題解決を図りましょう

Q88

胃瘻でも入浴サービスを受けられる

- ● 正しい
- ▲ どちらでもない
- ✖ 誤りである

➡ 胃瘻を清潔に保つには入浴が必要

　胃瘻は清潔に保つことが大切です。そのためには入浴は欠かせません。入浴時には、胃瘻部分やチューブをビニール、ガーゼなどで覆う必要はなく、そのままの状態で入浴は可能です。裸になった時、胃瘻の周囲の皮膚を観察し、栄養剤の液漏れがないか、赤く腫れていたり、ただれていないかなどを観察します（図1）。また、胃瘻ボタンが回転するかを確認します（図2）。胃瘻部分を洗う時は強くこすらず、優しく洗うようにします。入浴後は水分をタオル、綿棒などでふき取って乾燥させます。

　入浴動作に介助が必要な場合には、介護保険などでの各種の入浴サービス（自宅風呂での入浴介護・支援、浴槽持込の訪問入浴、デイサービスでの入浴など）の利用を検討しましょう。

　上述のように胃瘻自体は入浴の妨げとなりませんので、入浴サービスの利用は可能です。また、入浴前後の胃瘻周囲の観察などは、「利用に伴う必然的に発生

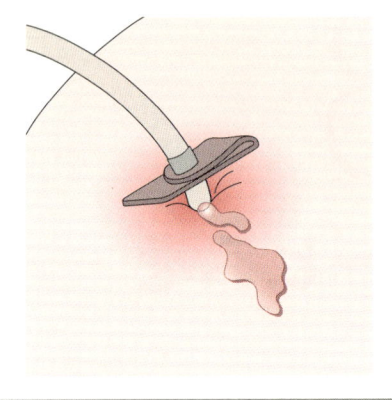

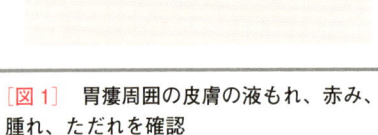

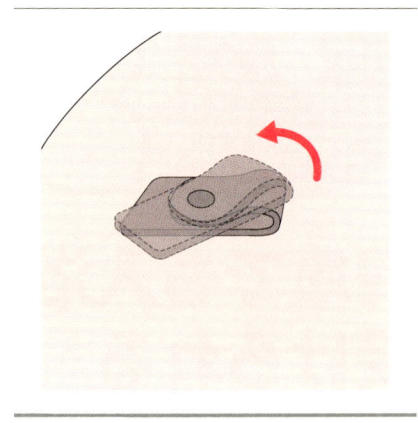

[図1] 胃瘻周囲の皮膚の液もれ、赤み、腫れ、ただれを確認

[図2] 胃瘻ボタンが回転するかを確認

する医療行為」なので、認められています。胃瘻周囲の皮膚に軟膏を塗らなければならないときなどは、主治医から指示を出しておいてもらいます。

(御子神由紀子)

Answer → ○ 正しい

胃瘻でも、必要に応じ入浴サービスが利用できる

index ●索引

欧文

OT	175
PAP	135
PEG	182
PT	175
silent aspiration	15, 25
ST	175
VE	25, 57, 61, 173
VF	25, 57, 59, 173
videoendoscopy	25
videofluoroscopy	25

あ行

アイスマッサージ	155
顎の萎縮	140
顎の脱臼	164
アルツハイマー型認知症	11
アロマオイル	93
胃食道逆流	31
医療行為	195
医療保険と介護保険の利用区分	188
胃瘻	39, 182, 197
胃瘻への注入	195
咽頭期	12
咽頭気管分離術	47
咽頭摘出術	47
うがい	129, 131
歌をうたう	169
嚥下	169
嚥下機能検査	37
嚥下機能評価	51
嚥下困難者のための流動食	191
嚥下障害	7
嚥下障害の確認	37
嚥下障害の原因	19
嚥下障害の人に適した姿勢	151
嚥下障害を改善させる可能性がある薬	44
嚥下性肺疾患の分類	37
嚥下造影	25, 57, 59, 173
嚥下体操	113
嚥下調整食	67, 186
嚥下調整食学会分類2013	67
嚥下内視鏡	57, 61, 173
嚥下の準備運動	113
嚥下リハビリテーション	173
円背	9

か行

介護サービス	187
介護食	71
介護食の条件	73
介助者の位置	109
改訂水飲みテスト	52, 53
外来リハビリテーション	189
確定診断	57
片麻痺	7
学会分類2013（食事）早見表	69
カニューレ	36
カニューレのカフ	48
過敏	157
カプサイシン	93
カフ付き吸引付き気管カニューレ	165
噛み合わせ	138
加齢	19
簡易懸濁	97
間接訓練	165, 169
寒天ゼリー	91
管理栄養士	191
記憶障害	11
機械的清掃	131
気管食道吻合術	47
気管切開	35, 165
きざみ食	71, 77
キサンタンガム	79
義歯	135

義歯の役目	139
逆流性食道炎	111
吸引	157, 195
吸啜反射	162
凝集性	73
協調運動	21, 135
居宅療養管理指導料	191
禁食	181
グアーガム	79
口から飲む薬	97
口すぼめ反射	161
口尖らし反射	161
口の中の感知	139
グラム陰性	129
車いす座位	177
車いすへの移乗	177
経管栄養	31
経口摂取の可否	63
経静脈栄養	39
経腸栄養	39
頸部前屈位	107
言語聴覚士	175
幻視	13
原始反射	161, 163
顕性誤嚥	25
構音障害	7
口腔乾燥	34, 130, 145
口腔期	13
口腔ケア	121, 159
口腔ケアシステム	128
口腔ケアの省略化	127
口腔ケアの目的	123
口腔消毒	124
口腔内の細菌	141
口腔内の細菌数	133
口腔内の清潔	125
口腔用ウェットティッシュ	127
口唇閉鎖を促す訓練	103

抗生剤の選択	41
咬反射	162, 163
誤嚥性肺炎	3, 23
誤嚥性肺炎に使用する抗生剤	41
誤嚥性肺炎の既往	89
誤嚥性肺炎の原因	181
誤嚥性肺炎の診断	37
誤嚥性肺炎の治療	41
誤嚥性肺炎の発症	27
誤嚥性肺炎予防	124
誤嚥とは	3
呼吸リハビリ	171, 175
固形化補助食品	80
胡椒	93

さ行

在宅患者訪問栄養食事指導料	191
作業療法士	175
サブスタンスP	43, 93, 123
歯科衛生士	193
歯科保健指導	194
視空間認知障害	13
歯垢	141
歯周病菌	129
視診	51
失行	11
失語症	7
失認	11
市販食品の水分含有量	88
シャキア法	169
障害認定	186
消毒薬	141
食塊形成	21, 71
食形態	67, 71
食材の幅	106
食事介助	109
食事場面の観察	67
触診	51

進行性疾患	179	長時間の食事介助	99
身体障害者認定要件	185	直接訓練	165
人体の水分量	88	通所リハ	190
水分補給	87	低栄養状態	191
スクリーニングテスト	51, 53, 57	デイサービス	195
ストロー	101	電動ベッド	177
スピーチカニューレ	165	唐辛子	93
スポンジブラシ	127, 143	頭部挙上訓練	169
座る姿勢	10	ドーパミン	43
声門閉鎖術	47	ドライマウス	145
摂食・嚥下障害の訓練	45	とろみ	81
摂食・嚥下障害を疑わせる症状	52	とろみ剤	79
舌接触補助床	135	とろみ剤のダマ	83
舌苔	130		

な行

ゼラチンゼリー	91	内服薬の変更方法	98
ゼリー	91	日本摂食・嚥下リハビリテーション学会	69
ゼリー飲料	85	入浴サービス	197
ゼリー食	72	認知症	163
前傾姿勢	107	認知症のタイプ	11
洗口液	124, 141	寝たきりの人の口腔ケア	147
先行期	11	脳血管性認知症	12
咀嚼	21, 106	濃厚流動食	80
咀嚼(嚥下)機能の喪失	186	飲み込みの代償機能	9
咀嚼機能の評価	67	飲み込みの練習	159
ソフト食	71		
尊厳を守るケアの質	13		

は行

		パーキンソン症状	13

た行

		肺炎	23
体位の工夫	147	肺炎球菌ワクチン	5, 182
唾液	17	肺炎の診断	37
唾液嚥下	33	バイオフィルム	130, 141
唾液誤嚥	31	背部叩打法	117
唾液腺のマッサージ	153	ハイムリッヒ法	117
唾液の役割	154	廃用症候群	147
脱水	29	廃用性の筋力低下	179
食べこぼし	103	歯の存在	21
地域活動支援センター	190	歯磨き	121
窒息	117		

201

歯磨き指導	193
半側空間無視	12
反復唾液嚥下テスト	52, 53
フードテスト	52, 53
腹式呼吸	171
腹部突き上げ法	117
服用ゼリー	98
不顕性誤嚥	15, 25, 181
付着性	73
プラーク	141
ブラッシング	131
ペースト食	73
ベッドアップ30度	151
ベッド上座位	177
訪問栄養指導	191
訪問歯科診療	193
訪問リハ	190
ポジショニング	109, 147
保湿剤	143
捕食期	11
頬・唇のマッサージ	113

ま行

マッサージ	113
ミキサー食	71
ムース食	72
むせ	15, 17
むせた時	117
最も誤嚥しやすい形態	90
問診	51

や行

夜間に生じる誤嚥	126
軟らかい物	105
ユニバーサルデザインフード	75
よだれ	33
予防接種	5

ら行

理学療法士	175
リハビリや食事の拒否	163
レビー小体型認知症	12
瘻管栄養	39

在宅・施設ケアスタッフのための
誤嚥のケアと予防チェックテスト88

2014年4月1日　第1版第1刷発行　　　　　　　　　　　　　〈検印省略〉

編　　集	藤谷順子
発　　行	（株）日本看護協会出版会 〒150-0001　東京都渋谷区神宮前5-8-2　日本看護協会ビル4階 〈編集〉〒112-0014　東京都文京区関口2-3-1　TEL/03-5319-7171 〈コールセンター：注文〉TEL/0436-23-3271　FAX/0436-23-3272 http://www.jnapc.co.jp
装　　丁	齋藤久美子
イラスト	彩考
印　　刷	（株）フクイン

本書の一部または全部を許可なく複写・複製することは著作権・出版権の侵害になりますのでご注意ください。
©2014 Printed in Japan　　　　　　　　　　　　　　　　　　ISBN978-4-8180-1840-2